AF210927

Die vergessene Weisheit der Natur

Altes Heilwissen neu entdeckt

Von derselben Autorin oder demselben Autor

KEINE PANIK ! Der ultimative Survival Guide durch das Midlife Universum

KEINE PANIK !Der ultmative Hitzewelle Surf-ival Guide durch das Menopause Universum

KEINE PANIK ! Der ultimative Survival Guide durch das Chaos Universum der Pubertät

STUPID by the Feed-die gefährliche Macht der sozialen Medien

Die Kunst sich selbst zu leben-vom Mut den eigenen Weg zu gehen

Psychotricks-Manipulation in Beziehungen und im Alltag erkennen und sich davor schützen

Energievampire unsichtbare Feinde der Seele-wie Du deine Lebensenergie zurückeroberst

Mensch 2.0 wie du mit Technologie in Einklang kommst ,ohne dich selbst zu verlieren

Workflow 2.0-effizienter arbeiten,smarter leben

Das kreative Chaos- wie ADHS dein größtes Talent sein kann

Mein wunderschöner energetischer Naturgarten-wie du mit Lakhovskis und Schaubergers Lehren deinen Garten in ein Paradies verwandelst

Mara von Eichen

Die vergessene Weisheit der Natur

Altes Heilwissen neu entdeckt

Mara von Eichen

© *Auflagen Mara von Eichen*

Verlag: BoD · Books on Demand GmbH, In de Tarpen 42, 22848 Norderstedt, bod@bod.de
Druck: Libri Plureos GmbH, Friedensallee 273, 22763 Hamburg
ISBN: 978-3-7693-7901-3

Mara von Eichen

Über die Autorin

Mara von Eichen lebt mit ihrer Familie in Südungarn und verbindet in ihren Werken Natur,Psychologie,Bewusstsein und kreative Ausdrucksformen. Als Autorin und Künstlerin betrachtet sie die Welt mit besonderer Sensibilität und Tiefgang. Ihre Sachbücher laden dazu ein, neue Perspektiven zu entdecken und die Verbindung zwischen Mensch und Technologie bewusster wahrzunehmen. In der Ruhe der unberührten Landschaft findet sie Inspiration für ihre Arbeiten, die Verstand und Seele gleichermaßen ansprechen.

"Die Natur ist die beste Apotheke."

— Sebastian Kneipp

Inhaltsverzeichnis

Vorwort

Seit jeher haben Menschen die Natur als Quelle der Heilung betrachtet. Lange bevor es moderne Medizin und pharmazeutische Präparate gab, vertrauten unsere Vorfahren auf das, was Wald, Wiese, Erde, Wasser und Luft ihnen gaben. Sie wussten, dass jede Pflanze eine bestimmte Wirkung hat, dass der Rhythmus der Natur unsere Gesundheit beeinflusst und dass Heilung oft mit Einfachheit beginnt – mit der richtigen Ernährung, der Kraft des Fastens oder der Bewegung an der frischen Luft.

Doch dieses Wissen ist heute vielerorts in Vergessenheit geraten. Die moderne Welt hat uns von der Natur entfremdet. Wir leben in Städten, isoliert von den natürlichen Heilmitteln, die uns umgeben. Wir greifen zu Medikamenten, bevor wir unseren Körper fragen, was er wirklich braucht. Wir überladen uns mit künstlichen Stoffen, ohne darüber nachzudenken, dass der menschliche Körper seit Jahrtausenden in Harmonie mit natürlichen Lebensmitteln, Kräutern und Rhythmen existiert hat.

Dennoch gibt es eine wachsende Sehnsucht nach diesem alten Wissen. Immer mehr Menschen erkennen, dass Gesundheit mehr ist als die bloße Abwesen-

heit von Krankheit. Sie spüren, dass wahres Wohlbe-
finden entsteht, wenn Körper, Geist und Seele im
Gleichgewicht sind – genau das, was traditionelle
Heilmethoden schon immer gelehrt haben.

Dieses Buch ist keine Abrechnung mit der modernen Medizin. Ganz im Gegenteil: Die Fortschritte der
Schulmedizin haben unzählige Leben gerettet und sind
in vielen Bereichen unersetzlich. Doch sie kann nicht
alles. Viele alte Heilmethoden haben sich über Jahrhunderte bewährt, weil sie nicht nur Symptome be-
kämpfen, sondern den Menschen als Ganzes betrachten. Sie helfen uns nicht nur, Krankheiten zu lindern,
sondern auch, sie vorzubeugen, unsere Widerstandskraft zu stärken und die Verbindung zur Natur wieder-
zufinden.

Die Weisheit unserer Vorfahren ist ein Schatz, den
es zu bewahren gilt. Doch sie darf nicht nur in alten
Büchern und mündlichen Überlieferungen bestehen
bleiben – sie muss in unser modernes Leben integriert
werden. Dieses Buch zeigt, wie das möglich ist: Es
bringt altes Wissen in einen zeitgemäßen Kontext und
verbindet traditionelle Heilmethoden mit aktuellen Erkenntnissen.

Lass uns gemeinsam auf eine Reise gehen – zurück
zu den Wurzeln der Heilkunst, zurück zu den Rhythmen der Natur, zurück zu einem Verständnis von Gesundheit, das tiefer reicht als jede Pille oder Therapie-

form. Die Natur bietet uns alles, was wir brauchen – wir müssen nur wieder lernen, hinzusehen.

Möge dieses Buch eine Brücke sein zwischen Vergangenheit und Zukunft, zwischen alter Weisheit und moderner Welt.

Einleitung

In einer Welt, die von Technologie, Schnelllebigkeit und synthetischen Medikamenten bestimmt wird, droht das uralte Wissen über natürliche Heilmethoden in Vergessenheit zu geraten. Unsere Vorfahren hatten eine tiefe Verbindung zur Natur und wussten, dass sie alles bereithält, was der Mensch zur Heilung und Gesunderhaltung braucht. Über Generationen hinweg sammelten Heilkundige, Kräutersammler und Naturbeobachter Erkenntnisse und entwickelten Methoden, um den Körper auf natürliche Weise zu stärken, das Immunsystem zu unterstützen und Krankheiten vorzubeugen.

Obwohl die moderne Medizin zweifellos große Fortschritte gemacht hat, bleibt ein entscheidender Aspekt oft unbeachtet: Der Mensch ist ein Teil der Natur, und seine Gesundheit hängt untrennbar mit ihr zusammen. Traditionelle Heilmethoden betrachten den Körper als ganzheitliches System, in dem nicht nur Symptome behandelt, sondern die natürliche Balance erhalten wird. Doch in einer Zeit, in der schnelle Lösungen bevorzugt werden, droht dieses wertvolle Wissen zu verschwinden.

Dennoch wächst das Interesse an alten Heilweisen. Immer mehr Menschen sehnen sich nach sanften Alternativen zur Schulmedizin und suchen nach Möglichkeiten, ihr Wohlbefinden auf natürliche Weise zu fördern. Heilpflanzen, Fastenkuren, Energieheilung und traditionelle Ernährungsweisen erleben eine Renaissance, und das überlieferte Wissen kehrt zurück in den Alltag.

Dieses Buch ist eine Einladung, die zeitlose Wirksamkeit traditioneller Heilmethoden neu zu entdecken. Es geht nicht darum, die moderne Medizin abzulehnen, sondern darum, bewährte Heilweisen mit aktuellen Erkenntnissen zu verbinden. Natürliche Heilmethoden sind oft sanfter, nachhaltiger und frei von Nebenwirkungen – und sie können unser Leben bereichern, wenn wir sie bewusst in unseren Alltag integrieren.

Die Weisheit unserer Vorfahren ist kein Relikt vergangener Zeiten. Sie ist ein wertvoller Schatz, der uns helfen kann, gesund, widerstandsfähig und im Einklang mit der Natur zu leben.

Kapitel 1

Die Rückkehr zur Natur

In einem Zeitalter, das zunehmend von Technologie und Schnelllebigkeit geprägt ist, sehnen sich viele Menschen nach mehr Natürlichkeit – besonders in der Gesundheitsvorsorge. Die vergessene Weisheit der Natur bietet nicht nur eine Rückkehr zu unseren Wurzeln, sondern auch Heilmethoden, die sich über Jahrhunderte hinweg bewährt haben. Dieses Kapitel beleuchtet die Ursprünge traditioneller Heilweisen, ihre zeitlose Relevanz und warum es an der Zeit ist, sie wiederzuentdecken.

Die Wurzeln der Heilkunde

Die Beobachtung der Natur war von Anfang an die Grundlage der Heilkunde. Schon unsere Vorfahren wussten, dass Pflanzen, Erde, Wasser und Luft nicht nur zum Überleben, sondern auch zur Heilung dienen. Ob die Kräutermedizin der Druiden, die Heilrituale indigener Völker oder die hoch entwickelten Systeme der Traditionellen Chinesischen Medizin und des Ayurveda – überall auf der Welt entwickelten sich Heilmethoden, die auf den Prinzipien der Natur basieren.

Diese überlieferten Praktiken entstanden durch jahrhundertelange Erfahrung und Beobachtung. Sie beruhen nicht auf synthetischen Eingriffen, sondern auf natürlichen Rhythmen und Prozessen. Vieles davon wurde jedoch im Zeitalter der modernen Medizin vernachlässigt oder verdrängt. Heute erkennen immer mehr Menschen, dass altes Wissen und moderne Erkenntnisse keine Gegensätze sein müssen, sondern sich ergänzen können.

Die Philosophie des Gleichgewichts

Ein zentrales Prinzip traditioneller Heilkunde ist das Gleichgewicht. Gesundheit bedeutet nicht nur die Abwesenheit von Krankheit, sondern ein harmonisches Zusammenspiel von Körper, Geist und Umwelt. In der Traditionellen Chinesischen Medizin gilt das Gleichgewicht zwischen Yin und Yang als essenziell, ebenso wie der ungehinderte Fluss des Qi, der Lebensenergie. Stagnation oder ein Ungleichgewicht führen zu Beschwerden. Im Ayurveda basiert das Wohlbefinden auf der Balance der drei Doshas – Vata, Pitta und Kapha. Ist eines davon über- oder unterrepräsentiert, entstehen Krankheiten. Auch die europäische Naturheilkunde spricht von der Harmonie der Körpersäfte und der Lebenskräfte, die durch Ernährung, Bewegung und Heilpflanzen reguliert werden können.

Diese Philosophie zeigt, dass Gesundheit nicht isoliert betrachtet werden kann. Moderne Medizinsysteme fokussieren sich oft nur auf Symptome, während traditionelle Heilmethoden das große Ganze sehen. Wer dauerhaft gesund bleiben will, muss nicht nur den Körper, sondern auch Geist und Umwelt in Einklang bringen.

Die Heilkraft der Pflanzen

Die Natur ist die älteste Apotheke der Welt. Schon vor Tausenden von Jahren entdeckten Menschen die heilenden Eigenschaften von Pflanzen und entwickelten daraus komplexe Heilverfahren. Kamille beruhigt sowohl den Magen als auch die Nerven. Ingwer wärmt von innen und hilft bei Entzündungen. Weidenrinde enthält Salicin, den natürlichen Vorläufer des Aspirins.

Viele moderne Medikamente haben pflanzliche Ursprünge. Während die pharmazeutische Industrie einzelne Wirkstoffe isoliert, nutzt die traditionelle Pflanzenheilkunde das gesamte Zusammenspiel der Inhaltsstoffe. Diese ganzheitliche Anwendung kann oft besser verträglich sein und nachhaltiger wirken.

Ein weiteres wichtiges Prinzip ist die Berücksichtigung saisonaler und regionaler Heilpflanzen. Früher nutzten Menschen das, was die Natur ihnen zur jeweiligen Jahreszeit bot, denn genau das war für ihre Gesundheit in diesem Moment am wertvollsten.

Ganzheitliche Heilung: Körper, Geist und Seele

Traditionelle Heilweisen betrachten den Menschen nicht als Maschine, die repariert werden muss, sondern als ein vernetztes System, das aus mehr als nur physischen Prozessen besteht. Die enge Verbindung zwischen Geist und Körper wird heute auch in der modernen Wissenschaft zunehmend anerkannt. Chronischer Stress führt nachweislich zu Entzündungen und schwächt das Immunsystem. Angst und Sorgen beeinflussen Verdauung, Schlaf und das Herz-Kreislauf-System. Positive Emotionen können die Selbstheilungskräfte aktivieren.

Meditation, Atemtechniken und bewusste Achtsamkeit sind keine esoterischen Konzepte, sondern bewährte Methoden, die Körper und Geist wieder in Balance bringen können.

Herausforderungen und Perspektiven

Trotz wachsender Begeisterung für Naturheilkunde gibt es Herausforderungen. Viele traditionelle Methoden beruhen auf überliefertem Erfahrungswissen und sind nicht immer durch moderne Studien belegt, was oft zu Skepsis und Ablehnung führt. Die schnelle, symptomorientierte Gesellschaft erwartet sofortige Heilung, doch viele natürliche Methoden benötigen Zeit und Geduld. Früher wurde Heilwissen von Generation zu Generation weitergegeben, doch heute geht vieles davon verloren.

Gleichzeitig gibt es auch Fortschritte. Immer mehr Forschungen widmen sich der Naturheilkunde, wissenschaftliche Studien bestätigen die Wirksamkeit traditioneller Methoden, und immer mehr Menschen besinnen sich auf alte Weisheiten zurück.

Fazit

Die vergessene Weisheit der Natur ist kein Relikt der Vergangenheit, sondern ein zeitloser Schatz, der uns eine neue, alte Perspektive auf Gesundheit eröffnet. Wer sich wieder mit der Natur verbindet, entdeckt nicht nur eine Fülle an Heilmethoden, sondern auch eine tiefere Verbindung zu sich selbst.

In den nächsten Kapiteln werden wir die verschiedenen Aspekte der Naturheilkunde vertiefen – von der heilenden Kraft der Elemente über alte Ernährungstraditionen bis hin zu bewährten Heilpflanzen und praktischen Anwendungen.

Die Natur wartet – es ist an der Zeit, ihr wieder zuzuhören.

Kapitel 2

Die vergessene Weisheit der Ernährung – Heilung durch natürliche Lebensmittel

Seit jeher war die Ernährung eine zentrale Säule der Heilkunde. Während moderne Ernährungswissenschaften Nährstoffe isoliert betrachten, wussten frühere Kulturen, dass Nahrung mehr ist als bloße Energiezufuhr. Sie war Medizin, Prävention und ein Weg, Körper und Geist in Balance zu halten.

Ob die traditionellen Heilweisen des Ayurveda, die Lehren der Traditionellen Chinesischen Medizin oder die europäische Kräuterkunde – überall auf der Welt gab es ein tiefes Wissen darüber, welche Lebensmittel heilen, stärken und den Körper im Einklang mit den natürlichen Rhythmen halten. Heute erkennen immer mehr Menschen, dass diese alte Weisheit eine wertvolle Ergänzung zur modernen Wissenschaft ist.

Die Heilkraft der Fermentation

Eine der ältesten Techniken zur Haltbarmachung von Lebensmitteln ist die Fermentation – und sie ist weit mehr als eine Methode zur Konservierung. Während der Fermentation entstehen probiotische Bakterien, die die Darmflora stärken, die Verdauung regulieren und das Immunsystem unterstützen.

Sauerkraut ist eines der bekanntesten fermentierten Lebensmittel. Durch die Milchsäuregärung entstehen wertvolle Bakterien, die nicht nur die Darmgesundheit fördern, sondern auch den Körper mit Vitamin K und B-Vitaminen versorgen. Auch Kimchi, eine koreanische Spezialität aus fermentiertem Kohl mit Chili, Ingwer und Knoblauch, ist reich an probiotischen Mikroorganismen und Antioxidantien. Fermentierte Karotten, Rote Bete oder Gurken stärken das Mikrobiom und unterstützen den Körper auf natürliche Weise.

Nicht nur feste Nahrungsmittel profitieren von der Fermentation. Kefir enthält zahlreiche gesunde Bakterien- und Hefekulturen, die den Darm ins Gleichgewicht bringen. Kombucha, ein fermentierter Tee, wirkt antioxidativ, entgiftend und fördert die Verdauung. Wasserkefir ist eine vegane Alternative mit probiotischen Kulturen, die den Stoffwechsel anregen und das Immunsystem stabilisieren.

Neuere Forschungen zeigen, dass eine gestörte Darmflora mit zahlreichen Krankheiten in Verbindung steht – von chronischen Entzündungen über Allergien bis hin zu psychischen Beschwerden. Der regelmäßige Konsum fermentierter Lebensmittel hilft, das innere Gleichgewicht zu bewahren.

Brühen und Heiltees – Stärkung aus der Natur

In vielen Kulturen gilt Brühe als eines der stärksten natürlichen Stärkungsmittel. Knochenbrühe war traditionell ein bewährtes Mittel zur Unterstützung des Immunsystems und enthält wertvolle Inhaltsstoffe wie Kollagen und Gelatine, die Haut, Gelenke und Bindegewebe stärken. Mineralstoffe versorgen den Körper mit essenziellen Nährstoffen, während Aminosäuren entzündungshemmend wirken und die Entgiftung unterstützen.

Auch Heiltees spielen seit Jahrhunderten eine wichtige Rolle in der Naturheilkunde. Kamillentee beruhigt den Magen, wirkt entzündungshemmend und fördert einen erholsamen Schlaf. Pfefferminztee regt die Verdauung an und kann Kopfschmerzen lindern. Ingwertee wärmt von innen, stärkt das Immunsystem und hilft gegen Entzündungen. Brennnesseltee unterstützt die Entgiftung und fördert die Ausscheidung von Schadstoffen. Thymiantee gilt als bewährtes Mittel gegen Husten und Atemwegserkrankungen.

Warme Brühen und Tees entspannen das Nervensystem, stärken den Körper in stressreichen Zeiten und tragen dazu bei, das innere Gleichgewicht wiederherzustellen.

Natürliche Antibiotika – Heilkraft aus der Pflanzenwelt

Lange bevor synthetische Antibiotika entwickelt wurden, setzte die Menschheit auf die Heilkraft der Natur. Knoblauch gilt als eines der stärksten natürlichen Antibiotika. Der Inhaltsstoff Allicin wirkt antibakteriell, antiviral und antimykotisch. Er wird traditionell zur Stärkung des Immunsystems, zur Senkung des Blutdrucks und zur Bekämpfung von Entzündungen eingesetzt.

Auch Zwiebeln sind ein bewährtes Hausmittel. Zwiebelsaft mit Honig kann Husten lindern, während Zwiebelauflagen entzündungshemmend wirken und Ohrenschmerzen reduzieren.

Honig und Propolis zählen zu den wertvollsten Schutzstoffen aus dem Bienenstock. Honig wirkt antibakteriell und unterstützt die Wundheilung. Propolis besitzt antivirale Eigenschaften und stärkt das Immunsystem. Besonders wirksam ist Manuka-Honig, der für seine starke antibakterielle Wirkung bekannt ist und in der Medizin eingesetzt wird.

Weitere natürliche Antibiotika sind Meerrettich, der schleimlösend und antibakteriell wirkt, sowie Kokosöl, das durch seinen hohen Gehalt an Laurinsäure antivirale Eigenschaften besitzt. Oregano-Öl ist ein kraftvolles Mittel gegen Bakterien und Pilze.

Die heilende Kraft der Gewürze

Viele Gewürze besitzen medizinische Eigenschaften und sind weit mehr als bloße Geschmacksverstärker.

Kurkuma enthält Curcumin, das stark entzündungshemmend wirkt, die Gelenkgesundheit fördert und die Leberfunktion unterstützt. In Kombination mit schwarzem Pfeffer wird die Bioverfügbarkeit von Curcumin deutlich erhöht.

Zimt reguliert den Blutzuckerspiegel und fördert die Durchblutung. In der traditionellen Heilkunde wird er insbesondere in den Wintermonaten geschätzt, da er den Körper von innen wärmt.

Kreuzkümmel unterstützt die Verdauung, indem er die Produktion von Verdauungsenzymen anregt, Blähungen reduziert und antioxidativ wirkt.

Schwarzer Pfeffer verbessert die Aufnahme wichtiger Nährstoffe und besitzt antibakterielle Eigenschaften. Besonders in Verbindung mit Kurkuma entfaltet er seine volle Wirkung.

Gewürznelken wirken stark antiseptisch und helfen bei Infektionen im Mund- und Darmbereich. Traditionell werden sie gegen Zahnschmerzen und Magenbeschwerden eingesetzt.

Fazit – Ernährung als Medizin

Die traditionelle Ernährung war nie nur Nahrungsaufnahme – sie war Medizin. Fermentierte Lebensmittel stärken das Immunsystem und die Darmflora. Heiltees und Brühen regenerieren den Körper und unterstützen die Genesung. Natürliche Antibiotika bieten Schutz vor Infektionen, ohne die Nebenwirkungen chemischer Medikamente. Gewürze wie Kurkuma, Zimt und Kreuzkümmel wirken heilend und können Beschwerden lindern.

Indem wir dieses alte Wissen wiederentdecken und gezielt nutzen, können wir unsere Ernährung nicht nur als Mittel zum Sattwerden betrachten, sondern als Schlüssel zur ganzheitlichen Gesundheit.

Kapitel 3

Wasser, Erde, Luft und Licht – Die natürlichen Elemente als Heilmittel

Die vier Grundelemente Wasser, Erde, Luft und Licht sind die essenziellen Bausteine des Lebens. Seit Jahrtausenden nutzt der Mensch ihre Heilkraft, um Körper und Geist zu stärken. In einer Zeit, in der künstliche Medikamente und schnelle Lösungen dominieren, lohnt es sich, zu den Ursprüngen der Naturheilkunde zurückzukehren. Diese Elemente bieten nachhaltige Methoden zur Regeneration, die den Organismus auf sanfte Weise unterstützen.

Die heilende Kraft des Wassers

Wasser war in allen alten Kulturen ein zentrales Heilmittel. Bereits die Römer und Griechen entwickelten ausgeklügelte Badehäuser, während Mönche des Mittelalters heilende Wasserquellen nutzten. Pfarrer Sebastian Kneipp brachte mit seiner Wasserkur eine systematische Methode zur Anwendung, die heute noch für ihre gesundheitsfördernde Wirkung bekannt ist.

Wechselduschen fördern die Durchblutung, stabilisieren den Kreislauf und stärken das Immunsystem. Der Wechsel von warmem und kaltem Wasser sorgt für eine intensive Reiztherapie, die die Abwehrkräfte trainiert. Besonders belebend wirkt das morgendliche Tautreten auf feuchtem Gras oder das Wassertreten in einem kühlen Bach – eine einfache, aber wirkungsvolle Methode, um die Nervenenden zu stimulieren und den Kreislauf anzuregen.

Heilbäder sind eine weitere bewährte Anwendung. Solebäder helfen bei Hauterkrankungen und Atemwegsproblemen, während Schwefelbäder entzündungshemmend wirken und bei Gelenkerkrankungen Linderung verschaffen. Kräuterbäder mit Rosmarin oder Lavendel entspannen Körper und Geist, während Moorbäder durch ihre mineralreichen Substanzen Schmerzen lindern und die Haut nähren.

Die Heilkraft der Erde

Erde hat von jeher eine therapeutische Wirkung. Moore, Heilerde und Ton enthalten wertvolle Mineralstoffe, die entzündungshemmend wirken und Giftstoffe aus dem Körper ziehen. Schon die alten Ägypter nutzten Heilschlämme, um Hautkrankheiten zu behandeln.

Moorpackungen fördern die Durchblutung und helfen bei Rheuma, Arthritis und Verspannungen. Durch die tiefenwirksame Wärme entspannen sich Muskeln und Gelenke, während die enthaltenen Huminsäuren entzündungshemmend wirken.

Lehm und Ton sind in der Naturheilkunde als sanfte, aber effektive Heilmittel bekannt. Aufgetragen auf die Haut entziehen sie dem Körper Schadstoffe und wirken regulierend auf Entzündungen. Bei Magen-Darm-Beschwerden kann Lehm innerlich angewendet werden, um die Schleimhäute zu beruhigen und den Verdauungstrakt zu unterstützen.

Die Energie des Lichts

Licht ist nicht nur lebensnotwendig, sondern besitzt auch eine heilende Wirkung. Sonnenstrahlen regen die Produktion von Vitamin D an, das essenziell für starke Knochen und ein intaktes Immunsystem ist. Gleichzeitig beeinflusst Licht den Hormonhaushalt und kann depressive Verstimmungen lindern.

Regelmäßiges Sonnenbaden in Maßen stärkt die Abwehrkräfte, fördert die Zellregeneration und steigert das Wohlbefinden. Besonders in den Wintermonaten kann der Lichtmangel negative Auswirkungen auf die Psyche haben. Hier hilft die gezielte Anwendung von Lichttherapien mit speziellen Tageslichtlampen, die innere Uhr zu stabilisieren und Müdigkeit zu reduzieren.

Rotlichttherapien fördern die Durchblutung und können bei Muskelverspannungen oder Entzündungen helfen. Das tief eindringende Licht regt die Zellregeneration an und beschleunigt Heilungsprozesse.

Die Heilkraft der Luft

Frische, saubere Luft ist essenziell für die Gesundheit. Während Städte oft mit Schadstoffen belastet sind, bietet die Natur reine Luftquellen mit heilsamer Wirkung.

Waldluft ist reich an ätherischen Ölen, die das Immunsystem stärken und beruhigend auf das Nervensystem wirken. Spaziergänge im Wald fördern die Sauerstoffaufnahme und helfen, den Stresspegel zu senken.

Meeresluft enthält feine Salzaerosole, die sich positiv auf die Atemwege auswirken. Menschen mit chronischen Lungenleiden profitieren von regelmäßigen Aufenthalten an der Küste, da das salzhaltige Klima die Atemwege reinigt und die Lungenfunktion verbessert.

Atemtechniken spielen eine zentrale Rolle in der Naturheilkunde. Tiefe Bauchatmung beruhigt das Nervensystem, verbessert die Sauerstoffversorgung und hilft gegen innere Unruhe. Wechselatmung, eine Technik aus der Yogapraxis, harmonisiert das vegetative Nervensystem und fördert mentale Klarheit.

Salzinhalationen sind eine bewährte Methode zur Linderung von Atemwegserkrankungen. Schon im Mittelalter nutzte man Salzgrotten, um Lungenprobleme zu behandeln. Heute wird Salztherapie gezielt bei Asthma, Bronchitis und chronischem Schnupfen eingesetzt.

Die Elemente bewusst nutzen

Die Natur bietet uns alles, was wir für unsere Gesundheit brauchen. Wasser, Erde, Licht und Luft sind nicht nur lebensnotwendig, sondern auch kraftvolle Heilmittel. Wer ihre Energie bewusst in den Alltag integriert, kann sein Wohlbefinden steigern, das Immunsystem stärken und den Körper auf natürliche Weise regenerieren.

Diese Heilmethoden zeigen, dass Gesundheit nicht immer aus der Apotheke kommen muss. Die Elemente der Natur stehen uns jederzeit zur Verfügung – wir müssen nur lernen, sie wieder zu nutzen.

Kapitel 4

Fasten, Reinigung und Entgiftung – Traditionelle Methoden zur Regeneration

Seit Jahrhunderten nutzen Menschen Fasten und Entgiftung, um den Körper zu reinigen und die Selbstheilungskräfte zu aktivieren. In fast jeder Kultur gibt es überlieferte Methoden des bewussten Verzichts – sei es aus gesundheitlichen, spirituellen oder rituellen Gründen. Heute belegen zahlreiche wissenschaftliche Studien, dass gezieltes Fasten nicht nur den Stoffwechsel optimiert, sondern auch Entzündungen reduziert und die Zellregeneration fördert. Doch schon unsere Vorfahren wussten um die Bedeutung der inneren Reinigung und entwickelten verschiedene Techniken, um den Körper von Schadstoffen zu befreien und neue Energie zu gewinnen.

Warum Fasten und Entgiftung wichtig sind

Der menschliche Körper besitzt ein ausgeklügeltes System zur Selbstreinigung. Leber, Nieren, Darm, Lymphsystem und Haut arbeiten kontinuierlich daran, Giftstoffe auszuscheiden. Doch moderne Ernährung, Umweltbelastungen und Stress können diese Prozesse überlasten.

Die Leber ist das zentrale Entgiftungsorgan und baut Schadstoffe ab, während die Nieren täglich das

Blut filtern und über den Urin ausscheiden. Der Darm ist für die Verarbeitung von Stoffwechselabfällen zuständig, das Lymphsystem transportiert überschüssige Flüssigkeit ab, und über die Haut werden zahlreiche Gifte durch den Schweiß ausgeschieden.

Durch gezieltes Fasten und natürliche Reinigungstechniken kann dieser Prozess unterstützt werden. Der bewusste Verzicht auf feste Nahrung gibt den Verdauungsorganen eine Pause, wodurch der Körper die Energie zur Zellreparatur und Regeneration nutzen kann.

Traditionelle Fastenmethoden

Fasten ist eine der ältesten Heilmethoden und wurde in vielen Kulturen praktiziert.

Hildegard von Bingen entwickelte eine sanfte Fastenmethode, die auf Dinkel, Suppen und Kräutertees basiert. Dieses Fasten entlastet den Körper und beruhigt den Geist, ohne ihn zu schwächen.

Im Ayurveda wird das Fasten an die individuelle Konstitution angepasst. Menschen mit einer Vata-Dominanz sollten nur sanft fasten, da sie schnell an Gewicht verlieren und zu innerer Kälte neigen. Pitta-Typen profitieren von kühlenden Säften und leichten Speisen, um ihr inneres Feuer nicht zu verstärken. Kapha-Typen hingegen können mit striktem Fasten besonders effektiv überschüssige Energie abbauen, da sie von Natur aus eine stabile Konstitution haben.

Auch religiöses Fasten hat eine lange Tradition. Im Islam wird im Ramadan tagsüber auf Nahrung verzichtet, im Christentum war die Fastenzeit vor Ostern früher eine Zeit der Enthaltsamkeit, und buddhistische Mönche essen oft nur einmal täglich. Diese Formen des Intervallfastens unterstützen die Zellregeneration und fördern gleichzeitig geistige Klarheit.

Wasserfasten, das ausschließlich den Konsum von Wasser erlaubt, wird in Russland und Osteuropa seit Jahrhunderten praktiziert. Eine noch intensivere Form ist das Trockenfasten, bei dem für eine begrenzte Zeit auch auf Flüssigkeit verzichtet wird, um die Autophagie – den Prozess der Zellreinigung – maximal zu aktivieren.

Entgiftung durch Heilpflanzen

Neben dem Fasten spielen bestimmte Heilpflanzen eine zentrale Rolle bei der Reinigung des Körpers.

Mariendistel schützt die Leberzellen und unterstützt deren Regeneration, während Löwenzahn die Gallenproduktion anregt und die Leber bei der Entgiftung entlastet.

Für die Darmreinigung werden Flohsamenschalen genutzt, da sie Wasser binden und die Verdauung regulieren. Bentonit, eine mineralische Heilerde, kann Giftstoffe binden und ausscheiden.

Zur Unterstützung des Lymphsystems sind Brennnessel und Birke wertvolle Helfer. Brennnesseltee fördert die Nierentätigkeit und hilft, überschüssiges Wasser auszuscheiden. Birkensaft wurde traditionell im Frühjahr getrunken, um den Körper von Schlackenstoffen zu befreien.

Diese Heilpflanzen können als Tee, Tinktur oder in Form von Kuren angewendet werden, um die natürlichen Reinigungsprozesse zu unterstützen.

Äußere Reinigungsmethoden

Neben der innerlichen Reinigung gibt es bewährte Techniken zur äußeren Entgiftung.

Trockenbürsten regt das Lymphsystem an, fördert die Durchblutung und hilft, Giftstoffe über die Haut auszuscheiden. Diese Methode wird morgens angewendet, um den Kreislauf zu aktivieren und das Immunsystem zu stimulieren.

Schwitzkuren, wie sie in Saunen, russischen Banja oder traditionellen Schwitzhütten angewendet werden, sind eine effektive Methode zur Entgiftung. Durch das Schwitzen werden Schadstoffe über die Haut ausgeschieden, die Durchblutung verbessert und die Zellregeneration gefördert.

Ölziehen ist eine alte ayurvedische Praxis zur Entgiftung des Mundraums. Dabei wird Kokos- oder Sesamöl einige Minuten im Mund gespült, um Bakterien und Schadstoffe zu binden und das Zahnfleisch zu stärken.

Fastenkrisen und ihre Bedeutung

Während des Fastens treten oft unangenehme Begleiterscheinungen auf, die als "Fastenkrisen" bezeichnet werden. Kopfschmerzen können durch den Abbau eingelagerter Giftstoffe entstehen, Müdigkeit durch die veränderte Energiezufuhr und Hautausschläge als Zeichen verstärkter Entgiftung über die Haut.

Emotionale Schwankungen sind ebenfalls möglich, da Fasten den Hormonhaushalt beeinflusst. Diese Symptome sind jedoch meist vorübergehend und zeigen, dass der Körper auf die Reinigung reagiert. Viel Wasser, Kräutertees und Ruhe helfen, den Übergang zu erleichtern.

Fasten als Schlüssel zur Regeneration

Fasten und Entgiftung sind kraftvolle Methoden zur Förderung der Gesundheit. Sie aktivieren die Selbstheilungskräfte, unterstützen die Zellregeneration und helfen dem Körper, sich von Belastungen zu befreien.

In einer Welt, in der Überernährung und Umweltbelastungen immer häufiger zu Gesundheitsproblemen führen, bietet das bewusste Fasten eine Möglichkeit, den Körper ins Gleichgewicht zu bringen. Wer diese alten Heilweisen regelmäßig in seinen Alltag integriert, kann nicht nur Krankheiten vorbeugen, sondern auch mehr Vitalität, geistige Klarheit und innere Balance gewinnen.

Der Schlüssel zur Heilung liegt oft nicht im Konsum, sondern im bewussten Verzicht.

Kapitel 5

Bewegung und Regeneration – Wie der Körper sich selbst heilt

Seit Jahrtausenden wussten Menschen, dass Bewegung, Ruhe und gezielte Körpertechniken essenziell für die Gesundheit sind. Während die moderne Gesellschaft zwischen Bewegungsmangel und Überlastung schwankt, hatten frühere Kulturen ein tiefes Verständnis für den natürlichen Rhythmus des Körpers. Bewegung stärkt nicht nur Muskeln und Kreislauf, sondern auch das Immunsystem, während gezielte Regeneration die Selbstheilungskräfte aktiviert.

Die heilende Kraft der Bewegung

Bewegung ist weit mehr als Training – sie ist eine grundlegende Voraussetzung für Gesundheit. Sie hält das Herz-Kreislauf-System in Schwung, verbessert die Sauerstoffversorgung der Organe und unterstützt den Abtransport von Schadstoffen über das Lymphsystem. Zudem wirkt sie sich positiv auf den Hormonhaushalt aus, reduziert Stress und kann Krankheiten wie Bluthochdruck, Diabetes oder Osteoporose vorbeugen.

Früher war Bewegung fester Bestandteil des Alltags. Gehen und Wandern waren überlebenswichtig und stärkten nebenbei die Ausdauer. Körperliche Arbeit, sei es das Tragen von Wasser, die Feldarbeit oder das Holzfällen, war nicht nur eine Notwendigkeit, sondern sorgte für eine natürliche, ausgewogene Fitness. Auch Tanzen hatte eine tiefere Bedeutung: Von schamanischen Tänzen bis hin zu Volkstänzen wurde es als Ausdruck der Lebensenergie und zur Stärkung von Körper und Geist genutzt.

Heilgymnastik und traditionelle Bewegungsformen

Über Jahrhunderte entwickelten verschiedene Kulturen gezielte Bewegungstechniken, um die Gesundheit zu fördern und das körperliche Gleichgewicht zu bewahren.

Qi Gong und Tai Chi aus China setzen auf sanfte, fließende Bewegungen, die den Energiefluss im Körper regulieren. Diese Techniken verbessern die Balance, stärken das Immunsystem und werden zur Vorbeugung von Gelenk- und Nervenerkrankungen eingesetzt.

Yoga aus Indien kombiniert Körperhaltungen mit Atemtechniken und Meditation. Es fördert Beweglichkeit, baut Stress ab und unterstützt die Selbstheilungskräfte des Körpers. Besonders die Kombination aus bewusster Bewegung und tiefem Atem hat eine nachhaltige Wirkung auf das Nervensystem.

Auch in Europa gab es überlieferte Heilbewegungen. Bereits im 19. Jahrhundert wurde Heilgymnastik in Sanatorien genutzt. Methoden wie die Alexander-Technik oder Feldenkrais unterstützen eine gesunde

Körperhaltung und helfen bei chronischen Verspannungen. Moderne Physiotherapie basiert auf ähnlichen Prinzipien und wird gezielt zur Schmerzlinderung eingesetzt.

Regeneration und Schlaf – Die unterschätzten Heilmittel

Bewegung ist essenziell, doch ebenso wichtig ist die Erholung. Viele regenerative Prozesse finden in der Ruhephase statt. Während des Schlafs repariert der Körper Gewebe, regeneriert Muskeln und aktiviert das Immunsystem. Ein dauerhaft gestörter Schlafrhythmus kann das Risiko für chronische Erkrankungen erhöhen und den Heilungsprozess verzögern.

Traditionelle Kulturen hatten ihre eigenen Methoden zur Förderung eines gesunden Schlafs. Kräuterkissen mit Lavendel, Hopfen oder Baldrian wurden genutzt, um den Geist zu beruhigen. Warme Fußbäder halfen, das Nervensystem herunterzufahren und den Körper auf den Schlaf vorzubereiten. Auch die Mondrhythmen wurden berücksichtigt – es hieß, dass der Schlaf in bestimmten Mondphasen erholsamer sei.

In vielen Kulturen war es üblich, den Tag mit einer kurzen Ruhepause zu unterbrechen. Die mediterrane Siesta diente nicht nur der Erholung, sondern auch der Leistungssteigerung. In Japan gibt es das Konzept des Inemuri, bei dem kurzes Schlafen im Alltag erlaubt ist und als Zeichen von Fleiß gilt. Früher war in Europa ein zweiphasiger Schlaf verbreitet – Menschen wachten nachts für eine meditative Phase auf, bevor sie sich wieder zur Ruhe legten.

Die heilende Kraft der Atmung

Atmung ist eine der meist unterschätzten Methoden zur Gesundheitsförderung. Sie beeinflusst nicht nur die Sauerstoffversorgung der Zellen, sondern auch das Nervensystem, den Herzrhythmus und den Stresslevel.

Viele traditionelle Heilmethoden setzen auf bewusste Atemkontrolle. Pranayama, eine yogische Technik aus Indien, nutzt gezielte Atemübungen zur Reinigung des Körpers und zur Steigerung der Energie. Die russische Buteyko-Methode reguliert den Sauerstoffgehalt im Blut und kann besonders bei Atemwegserkrankungen wie Asthma hilfreich sein. Die tibetische Tummo-Atmung erzeugt innere Wärme und stärkt das Immunsystem.

Ein bewusster Atemrhythmus kann nicht nur Entspannung fördern, sondern auch die Leistungsfähigkeit und die Regeneration verbessern.

Fasten als Regenerationsprozess

Fasten ist nicht nur eine Methode zur Entgiftung, sondern auch eine natürliche Form der Regeneration. In nahezu allen Kulturen spielte der bewusste Verzicht auf Nahrung eine zentrale Rolle – sei es aus gesundheitlichen oder spirituellen Gründen.

Während des Fastens setzt der Körper eine Zellreinigungsfunktion in Gang, die als Autophagie bekannt ist. Alte, beschädigte Zellen werden abgebaut und durch neue ersetzt. Gleichzeitig sinken Entzündungswerte, der Stoffwechsel wird reguliert und die Selbstheilungskräfte werden aktiviert.

Viele traditionelle Fastenmethoden haben sich über Jahrhunderte bewährt. Intermittierendes Fasten, bei dem die Nahrungsaufnahme auf bestimmte Zeitfenster beschränkt wird, ist in vielen Kulturen verbreitet. Das Hildegard-Fasten setzt auf Dinkel, Kräuter und milde Speisen zur sanften Entgiftung. Das Ramadan-Fasten dient nicht nur der spirituellen Reinigung, sondern gibt auch dem Verdauungssystem Zeit zur Regeneration. In der orthodoxen Tradition gibt es regelmäßige Fastenzeiten, die über das Jahr verteilt sind.

Bewegung und Regeneration als Schlüssel zur Heilung

Ein gesundes Leben erfordert das richtige Gleichgewicht zwischen Aktivität und Erholung. Während Bewegung das Immunsystem stärkt, die Muskeln kräftigt und den Kreislauf anregt, sorgt Regeneration für Zellaufbau, geistige Entspannung und langfristige Heilung.

Wer traditionelle Bewegungsformen wie Yoga, Qi Gong oder Tanz in seinen Alltag integriert, profitiert nicht nur körperlich, sondern auch mental. Genauso wichtig ist es, den Körper durch ausreichend Schlaf, bewusste Atmung und regelmäßige Fastenzeiten zu unterstützen.

Die Kombination aus Bewegung, Atmung und Regeneration ist eine nachhaltige Strategie für ein langes, gesundes Leben. Die Heilkunst unserer Vorfahren zeigt, dass wahre Gesundheit nicht durch äußere Mittel entsteht, sondern aus dem natürlichen Rhythmus des Körpers heraus.

Kapitel 6

Resilienz und natürliche Abhärtung

In der modernen Gesellschaft leiden immer mehr Menschen an chronischen Krankheiten, Allergien und Infektionen. Im Gegensatz dazu waren unsere Vorfahren oft widerstandsfähiger gegenüber äußeren Einflüssen. Woran liegt das?

Früher lebten Menschen enger mit der Natur, bewegten sich mehr, ernährten sich ursprünglicher und setzten sich regelmäßig natürlichen Herausforderungen aus. All das stärkte ihr Immunsystem und machte sie widerstandsfähiger gegenüber Krankheiten. Heute hingegen schwächen übermäßige Hygiene, künstliche Ernährung und Bewegungsmangel die körpereigenen Abwehrkräfte. Doch durch bewusste Anpassungen können wir unsere Widerstandskraft wieder stärken.

Was ist Resilienz?

Resilienz beschreibt die Fähigkeit des Körpers und Geistes, sich an Stress, Krankheitserreger oder Umweltveränderungen anzupassen. Sie hat zwei wesentliche Ebenen:

Physische Resilienz ist die Widerstandskraft des Körpers gegen Krankheiten, Umwelteinflüsse und physische Belastungen. Sie wird durch Bewegung, Er-

nährung, natürliche Reize und den Lebensstil beeinflusst.

Mentale Resilienz beschreibt die Fähigkeit, mit
Stress, Krisen und Herausforderungen umzugehen, ohne langfristige Schäden davonzutragen. Menschen mit
hoher mentaler Widerstandskraft erholen sich schneller
von Rückschlägen und sind psychisch stabiler.

In der Vergangenheit war Resilienz überlebenswichtig. Die Menschen waren harten Umweltbedin-
gungen ausgesetzt, mussten körperlich arbeiten und
hatten keine modernen Komfortzonen – ein Lebensstil,
der Körper und Geist widerstandsfähig machte.

**Warum waren Menschen früher weniger
krank?**

Unsere Vorfahren hatten zwar keine moderne Medizin, doch sie profitierten von natürlichen Lebensweisen, die das Immunsystem stärkten.

Der häufige Kontakt mit Mikroorganismen war ein
wichtiger Faktor. Kinder spielten draußen, kamen mit
Erde, Pflanzen und Tieren in Berührung und entwickelten so eine robuste Immunabwehr. Heute wachsen
viele Kinder in sterilen Umgebungen auf, was das Immunsystem anfälliger für Allergien und Autoimmuner-
krankungen macht.

Der Körper wurde außerdem durch wechselnde
Temperaturen trainiert. Bevor es Heizungen gab,
mussten Menschen Kälte ertragen. Dieser natürliche

Wechsel zwischen Wärme und Kälte stärkte die Durchblutung und stimulierte das Immunsystem. Heute leben viele Menschen in überhitzten Räumen und vermeiden jede Kälte, wodurch ihre Widerstandskraft sinkt.

Auch die Ernährung war entscheidend. Industriell verarbeitete Lebensmittel mit künstlichen Zusätzen gab es nicht. Stattdessen aßen die Menschen natürliche, saisonale und fermentierte Lebensmittel, die eine gesunde Darmflora unterstützten. Da heute viele Fertigprodukte mit Zucker, Konservierungsstoffen und künstlichen Aromen konsumiert werden, ist das Immunsystem oft überlastet.

Tägliche Bewegung war ein weiterer Grund für die robuste Gesundheit früherer Generationen. Sei es durch körperliche Arbeit oder lange Fußwege – Bewegung war ein fester Bestandteil des Alltags. Sie stärkt das Immunsystem, reduziert Entzündungen und verbessert die Lymphzirkulation. Heute hingegen verbringen viele Menschen ihren Tag sitzend, was das Risiko für Krankheiten erhöht.

Ein weiterer wichtiger Aspekt war der regelmäßige Aufenthalt im Freien. Die Menschen arbeiteten oft unter freiem Himmel und hatten eine natürliche Versorgung mit Sonnenlicht. Vitamin D stärkt das Immunsystem und wirkt entzündungshemmend. Heute hingegen verbringen viele Menschen den Großteil ihrer Zeit in geschlossenen Räumen, was zu weitverbreitetem Vitamin-D-Mangel führt.

Wie wir unsere natürliche Widerstandskraft wieder stärken können

Obwohl die moderne Lebensweise oft von Bewegungsmangel und künstlichen Reizen geprägt ist, gibt es viele Möglichkeiten, die eigene Resilienz zu trainieren.

Das Immunsystem lässt sich durch gezielte Kälteanpassung stärken. Kalte Duschen, Kneipp-Anwendungen oder Winterspaziergänge aktivieren die Abwehrkräfte. Regelmäßige Bewegung an der frischen Luft verbessert die Sauerstoffversorgung und unterstützt die Immunfunktion. Ein gesunder Schlaf-Wach-Rhythmus sorgt dafür, dass sich der Körper optimal regenerieren kann. Zudem spielen Heilkräuter wie Echinacea, Ingwer und Knoblauch eine wichtige Rolle bei der Immunstärkung.

Auch die Ernährung beeinflusst die Widerstandskraft erheblich. Fermentierte Lebensmittel wie Sauerkraut, Kimchi oder Kefir fördern eine gesunde Darmflora, während Zucker und stark verarbeitete Lebensmittel das Immunsystem belasten. Frische, regionale und saisonale Nahrung liefert die besten Nährstoffe zur Unterstützung der körpereigenen Abwehrkräfte.

Der Kontakt mit natürlichen Mikroorganismen ist ebenfalls essenziell. Barfußlaufen stimuliert Reflexzonen, stärkt das Immunsystem und verbessert die Körperhaltung. Gartenarbeit bringt den Menschen mit Erde und Pflanzen in Berührung und hat nachweislich positive Effekte auf die Gesundheit. Auch Haustiere können durch den Kontakt mit Mikroorganismen das Immunsystem trainieren.

Mentale Resilienz spielt eine ebenso wichtige Rolle. Meditation, Atemtechniken und bewusste Entspannung helfen, Stress zu reduzieren und emotionale Stabilität zu entwickeln. Soziale Bindungen sind ebenfalls entscheidend: Menschen mit engen sozialen Kontakten sind weniger anfällig für stressbedingte Krankheiten. Auch bewusste Naturzeit, beispielsweise Spaziergänge im Wald, senkt nachweislich das Stresslevel und fördert die innere Ausgeglichenheit.

Alte Abhärtungsrituale wiederbeleben

Unsere Vorfahren hatten viele Methoden, um ihre Widerstandskraft zu stärken.

Sauna und Kaltwasseranwendungen sind altbewährte Mittel zur Immunaktivierung. Wechselnde Temperaturen fordern den Körper heraus und fördern die Durchblutung.

Fasten war in vielen Kulturen fester Bestandteil des Lebens. Es aktiviert die Autophagie, einen körpereigenen Reparaturmechanismus, der beschädigte Zellen abbaut und die Regeneration fördert.

Auch ein natürlicher Tagesrhythmus unterstützt die Gesundheit. Frühes Aufstehen und Arbeiten im Einklang mit den natürlichen Lichtverhältnissen stabilisiert den Biorhythmus und fördert die Vitalität.

Resilienz und die moderne Wissenschaft

Die moderne Forschung bestätigt viele traditionelle Abhärtungsmethoden.

Regelmäßige Kältereize haben eine hormonelle Anpassungswirkung, die das Immunsystem stärkt und Entzündungen reduziert. Natürliches Sonnenlicht steigert die Produktion von Serotonin und Vitamin D, was sich positiv auf Stimmung und Immunabwehr auswirkt. Eine gesunde Darmflora ist essenziell für eine starke Abwehr, da ein Großteil des Immunsystems im Darm sitzt. Bewegung wird zunehmend als natürlicher Entzündungshemmer erkannt, der das Risiko für chronische Krankheiten senkt.

Die Weisheit unserer Vorfahren nutzen

Unsere Vorfahren waren nicht unverwundbar, aber ihr Lebensstil stärkte Körper und Geist. Sie passten sich den natürlichen Bedingungen an, trainierten ihre Widerstandskraft durch bewusste Herausforderungen und lebten im Einklang mit der Umwelt.

Heute können wir einiges von ihnen übernehmen: Mehr Zeit draußen verbringen, unabhängig vom Wetter. Den Körper mit natürlichen Reizen wie Kälte, Hitze und Bewegung fordern. Natürliche Lebensmittel ohne künstliche Zusätze bevorzugen. Soziale Kontakte und mentale Resilienz aktiv stärken.

Die Rückkehr zu diesen bewährten Prinzipien kann helfen, das Immunsystem zu stärken, die Gesundheit zu verbessern und langfristig widerstandsfähiger gegen äußere Einflüsse zu werden. Der Schlüssel zur Gesundheit liegt in der Wiederentdeckung natürlicher Abhärtungstechniken – für ein Leben im Einklang mit der Natur.

Kapitel 7

Heilung durch Geist und Emotionen – Die Kraft der inneren Balance

Gesundheit ist nicht nur eine Frage der körperlichen Verfassung, sondern auch des seelischen Gleichgewichts. Viele traditionelle Heilkulturen erkannten bereits früh die enge Verbindung zwischen Emotionen, Gedanken und körperlichem Wohlbefinden. Heute bestätigen zahlreiche Studien, dass der Geist direkten Einfluss auf den Körper hat. Stress, Ängste und negative Denkmuster können Krankheiten begünstigen, während positive Emotionen und mentales Wohlbefinden die Selbstheilungskräfte aktivieren.

Dieses Kapitel beleuchtet, wie mentale Prozesse Heilung fördern und welche bewährten Methoden aus verschiedenen Kulturen genutzt werden können, um Körper und Geist in Einklang zu bringen.

Der Einfluss der Psyche auf die körperliche Gesundheit

Unsere Gedanken und Emotionen beeinflussen biochemische Prozesse im Körper. Chronischer Stress führt zu einer erhöhten Ausschüttung von Cortisol, das Entzündungen fördert und das Immunsystem schwächt. Angst und Nervosität können Magenprobleme und Verdauungsstörungen verursachen, da der

54

Darm eng mit dem Nervensystem verknüpft ist. Gleichzeitig belegen Forschungen, dass positive Emotionen die Ausschüttung gesundheitsfördernder Hormone anregen, den Blutdruck senken und die Heilung nach Krankheiten beschleunigen.

Diese Zusammenhänge zeigen, dass Heilung nicht allein durch Medikamente oder körperliche Maßnahmen erfolgt. Ein gesunder Geist ist oft der Schlüssel zu einem gesunden Körper.

Traditionelle Methoden zur mentalen Heilung

Viele alte Kulturen entwickelten Techniken, um die Psyche zu stabilisieren und das seelische Gleichgewicht zu bewahren. Heute finden diese Methoden wieder Anwendung in der Psychosomatik, Achtsamkeitsforschung und Alternativmedizin.

Meditation und Achtsamkeit sind bewährte Methoden zur Förderung mentaler Stabilität. In der buddhistischen Praxis wird Meditation genutzt, um den Geist zu beruhigen und eine positive innere Haltung zu entwickeln. Achtsamkeitsübungen wie bewusstes Atmen und das Fokussieren auf den gegenwärtigen Moment helfen, Stress abzubauen und innere Unruhe zu reduzieren. Geführte Visualisierungen, eine Technik, die in alten Heiltraditionen verwendet wurde, aktivieren die Selbstheilungskräfte durch gezielte Vorstellungskraft.

Rituale und spirituelle Praktiken spielen in vielen Kulturen eine bedeutende Rolle bei der Heilung. Schamanische Heilreisen werden genutzt, um innere Blockaden zu lösen und das seelische Gleichgewicht wiederherzustellen. Mantra-Singen beruhigt das Nervensystem und stärkt die emotionale Stabilität. Auch Gebete und Dankbarkeitsrituale fördern eine positive Grundhaltung und stärken das Vertrauen in den Heilungsprozess.

Die Kraft der sozialen Verbundenheit

Der Mensch ist ein soziales Wesen, und zwischenmenschliche Beziehungen haben großen Einfluss auf die Gesundheit. Studien zeigen, dass Isolation und Einsamkeit das Risiko für chronische Erkrankungen erhöhen, während soziale Unterstützung die Heilung beschleunigen kann.

Positive soziale Kontakte reduzieren die Ausschüttung von Stresshormonen und steigern das allgemeine Wohlbefinden. Gemeinsames Lachen stärkt das Immunsystem, lindert Schmerzen und verbessert die Durchblutung. Enge Beziehungen geben Halt in schwierigen Zeiten und fördern die psychische Resilienz.

In traditionellen Kulturen wurde dieses Wissen durch Gemeinschaftsrituale genutzt. Das Erzählen von Heilgeschichten diente dazu, emotionale Belastungen zu verarbeiten. Gemeinsame Tänze und Musik halfen dabei, Spannungen loszulassen und den Körper energetisch aufzuladen. Stammesgemeinschaften boten emotionale Sicherheit und Stabilität, die in modernen Gesellschaften oft fehlt.

Emotionale Blockaden lösen – Methoden aus aller Welt

Unterdrückte Emotionen können zu körperlichen Beschwerden führen, da sich ungelöste innere Konflikte oft im Körper manifestieren. Traditionelle Heilweisen haben verschiedene Techniken entwickelt, um diese Blockaden zu verarbeiten und loszulassen.

Schreiben als Therapie hilft, Gedanken zu ordnen und Emotionen zu verarbeiten. Das Führen eines Tagebuchs ist eine bewährte Methode zur Selbstreflexion und mentalen Klärung.

Atemübungen zur Stresslösung sind ein einfaches, aber wirksames Mittel, um emotionale Spannungen abzubauen. Tiefes Atmen beruhigt das Nervensystem und verbessert die Sauerstoffversorgung der Zellen.

Klopfakupressur (EFT – Emotional Freedom Techniques) ist eine moderne Technik, die auf traditionellen Meridianpunkten basiert. Durch sanftes Klopfen auf bestimmte Körperpunkte können emotionale Blockaden gelöst und das Nervensystem beruhigt werden.

Alte Rituale zur Verarbeitung von Emotionen waren in vielen Kulturen tief verwurzelt. In indigenen Traditionen wurden Schwitzhütten-Zeremonien genutzt, um körperliche und geistige Reinigung zu ermöglichen. Das japanische Ritual "Kuyo" besteht darin, alte Gedanken oder belastende Erinnerungen symbolisch zu verbrennen und dadurch loszulassen. Auch das bewusste Zulassen von Tränen wurde in vielen Kulturen als wichtiger Bestandteil der Heilung angesehen.

Die Rolle der Musik und Klangheilung

Seit Jahrhunderten wurden Klänge zur Förderung der Heilung eingesetzt. Bestimmte Frequenzen beeinflussen den Herzschlag, reduzieren Stress und können tiefe Entspannung hervorrufen.

Tibetische Klangschalen erzeugen Schwingungen, die den Körper in einen Zustand tiefer Entspannung versetzen und energetische Blockaden lösen können.

Gesänge und Mantras, wie das OM-Mantra, haben eine beruhigende Wirkung auf das Nervensystem und unterstützen die Meditation.

Naturgeräusche, wie das Rauschen von Wellen, Vogelgesang oder der Klang von Regen, helfen, den Geist zu beruhigen und einen meditativen Zustand zu erreichen.

Fazit: Geistige Heilung als Schlüssel zur ganzheitlichen Gesundheit

Unsere Gedanken, Emotionen und sozialen Bindungen sind eng mit unserem körperlichen Wohlbefinden verknüpft. Ein bewusster Umgang mit Stress, das Lösen emotionaler Blockaden und eine positive innere Haltung sind essenziell für nachhaltige Gesundheit.

Traditionelle Heilmethoden bieten wertvolle Werkzeuge, um die innere Balance zu stärken und die Selbstheilungskräfte zu aktivieren. Wer Meditation, soziale Unterstützung, Achtsamkeit und Klangtherapie in sein Leben integriert, kann sein emotionales Gleichgewicht verbessern und langfristig von mehr Wohlbefinden profitieren.

Die Heilung beginnt oft nicht im Außen, sondern im Inneren – durch die bewusste Pflege von Geist und Emotionen.

Kapitel 8

Energieheilung – Von Handauflegen bis Magnetismus

Energieheilung gehört zu den ältesten Heilmethoden der Menschheit und basiert auf der Vorstellung, dass der Körper nicht nur aus physischen Strukturen, sondern auch aus feinstofflichen Energien besteht. Viele traditionelle Kulturen entwickelten Techniken, um den Energiefluss im Körper zu harmonisieren – sei es durch Handauflegen, Magnetismus oder Atemtechniken.

Während die moderne Wissenschaft noch nach Erklärungen für diese Methoden sucht, berichten viele Menschen von positiven Effekten. Dieses Kapitel beleuchtet die Ursprünge, Anwendungen und Hintergründe der Energieheilung und zeigt, wie sie zur Unterstützung von Körper und Geist genutzt werden kann.

Die Grundlagen der Energieheilung

Energieheilung beruht auf der Annahme, dass der Mensch von einem unsichtbaren Energiefeld umgeben ist, das mit seiner Gesundheit in Verbindung steht. In verschiedenen Traditionen hat diese Energie unterschiedliche Namen:

In der **Traditionellen Chinesischen Medizin (TCM)** wird sie als *Qi* bezeichnet – eine vitale Lebenskraft, die durch die Meridiane fließt. In Indien spricht man von *Prana*, das durch bewusste Atmung und Yoga gelenkt wird. In der hawaiianischen Heilkunde heißt sie *Mana*, während die westliche Esoterik oft von *ätherischer Energie* spricht.

Alle diese Systeme gehen davon aus, dass Blockaden oder Störungen im Energiefluss Krankheiten verursachen und Heilung durch deren Auflösung möglich ist.

Handauflegen – Die älteste Form der Energieübertragung

Das Handauflegen ist eine der bekanntesten und ältesten Methoden der Energieheilung. Bereits in alten Kulturen glaubte man, dass heilende Energie durch die Hände eines Heilers auf den Patienten übertragen werden kann.

In Ägypten wurden Priester in Heiltempeln ausgebildet, um durch Berührung Energie zu lenken. Auch in der christlichen Tradition finden sich Berichte über Jesus, der durch Handauflegen heilte. Diese Praxis ist bis heute in vielen spirituellen Heiltraditionen erhalten geblieben.

Viele Menschen berichten, dass sie beim Handauflegen Wärme, Kribbeln oder tiefe Entspannung spüren. Wissenschaftliche Studien zeigen, dass Berührung das

Nervensystem beruhigt, Stresshormone reduziert und die körpereigene Heilung unterstützt.

Reiki – Die japanische Kunst der Energieübertragung

Reiki ist eine der bekanntesten Formen der Energieheilung und wurde Anfang des 20. Jahrhunderts von Mikao Usui in Japan entwickelt.

Reiki-Praktizierende fungieren als Kanäle für universelle Lebensenergie, die durch Handauflegen auf den Körper übertragen wird. Ziel ist es, die Chakras – die Energiezentren des Körpers – zu harmonisieren und die Selbstheilungskräfte zu aktivieren.

Reiki wird oft zur Entspannung, Stressbewältigung und Linderung von Schmerzen eingesetzt. Viele berichten von einem tiefen Gefühl der Ruhe nach einer Reiki-Sitzung.

Magnetismus – Heilung durch natürliche Kräfte

Die Nutzung von Magnetfeldern zur Heilung hat eine lange Tradition. Schon in der Antike wurden magnetische Steine genutzt, um Beschwerden zu lindern. Heute wird Magnettherapie vor allem zur Schmerzbehandlung und Regeneration eingesetzt.

Magnetfelder sollen die Durchblutung verbessern, den Zellstoffwechsel anregen und entzündliche Prozesse im Körper reduzieren. Magnetarmbänder, Magnetmatten und spezielle Pflaster werden von vielen Menschen genutzt, um chronische Schmerzen und Verspannungen zu lindern.

Obwohl die Forschung zur Magnettherapie noch nicht abschließend ist, gibt es Hinweise darauf, dass Magnetfelder bestimmte biochemische Prozesse im Körper beeinflussen können.

Bioenergie und Aura-Heilung

Viele Traditionen gehen davon aus, dass Menschen eine Aura – ein feinstoffliches Energiefeld – besitzen. In der Esoterik und alternativen Medizin wird angenommen, dass Störungen in der Aura zu Krankheiten führen können.

Aura-Heilung umfasst Techniken wie energetische Reinigung, Chakren-Harmonisierung und Schwingungsmedizin. Manche Heiler behaupten, die Farben und Strukturen der Aura sehen und Blockaden darin auflösen zu können.

Schamanismus – Heilung durch spirituelle Energie

Schamanische Heilmethoden basieren auf der Vorstellung, dass Krankheit oft durch ein Ungleichgewicht in der spirituellen Energie entsteht. Schamanen nutzen Rituale, Pflanzenmedizin und Klangheilung, um negative Energien zu entfernen und das seelische Gleichgewicht wiederherzustellen.

Zu den typischen schamanischen Heilmethoden gehört die *Seelenrückholung*, eine Technik, bei der verlorene Seelenanteile nach traumatischen Erfahrungen wieder integriert werden. Auch *Trommelreisen* und Gesänge werden genutzt, um den Heilprozess zu unterstützen.

Wissenschaftliche Perspektiven auf Energieheilung

Obwohl die Energieheilung oft als nicht wissenschaftlich eingestuft wird, gibt es Forschungen, die sich mit ihren möglichen Wirkmechanismen beschäftigen.

Ein starker Placebo-Effekt könnte erklären, warum viele Menschen positive Effekte durch Energieheilung erfahren – der Glaube an die Heilung kann nachweislich körperliche Prozesse aktivieren.

Einige Wissenschaftler spekulieren, dass biologische Prozesse auf quantenphysikalischer Ebene mit energetischen Feldern interagieren könnten. Zudem zeigen Experimente mit Kirlian-Fotografie, dass sich die energetische Strahlung des Körpers nach einer Energiebehandlung verändert.

Während klassische Medizin viele dieser Konzepte skeptisch betrachtet, gibt es dennoch zahlreiche Menschen, die durch Energieheilung eine Verbesserung ihres Wohlbefindens erfahren.

Fazit: Energie als Schlüssel zur Heilung

Energieheilung ist eine faszinierende und vielschichtige Praxis, die in vielen Kulturen tief verwurzelt ist. Ob durch Handauflegen, Reiki, Magnetismus oder schamanische Rituale – die Idee, dass Energie den Körper beeinflussen kann, ist universell.

Wer offen für diese Methoden ist, kann möglicherweise eine neue Dimension der Gesundheit und Heilung entdecken. Wenngleich die exakten Mechanismen bisher nicht vollständig verstanden sind, zeigen Erfahrungsberichte, dass Energiearbeit das Wohlbefinden steigern, Stress reduzieren und Selbstheilungskräfte aktivieren kann.

Die Verbindung zwischen Körper, Geist und Energie ist ein Bereich, der noch viele ungelöste Fragen birgt – doch eines steht fest: Die Suche nach Heilung geht über das rein Materielle hinaus und umfasst auch die feinstofflichen Ebenen unseres Seins.

Kapitel 9

Tiere als Heilbegleiter – Was wir von der Natur lernen können

Seit jeher leben Menschen mit Tieren zusammen – als Begleiter, Helfer oder spirituelle Weggefährten. Doch Tiere sind weit mehr als nur Gefährten des Alltags. Sie spielen eine tiefere Rolle in unserem Leben und beeinflussen unsere Gesundheit auf eine Weise, die wir oft unterschätzen.

Viele Kulturen erkannten früh die heilende Wirkung von Tieren. Ob als emotionale Stütze, in therapeutischen Anwendungen oder als Vorbild für natürliche Lebensweisen – Tiere zeigen uns, wie wir wieder in Einklang mit der Natur kommen können. Dieses Kapitel beleuchtet die besondere Verbindung zwischen Mensch und Tier und was wir für unser eigenes Wohlbefinden von ihnen lernen können.

Die heilende Wirkung von Tieren auf den Menschen

Tiere haben eine besondere Ausstrahlung, die sich positiv auf Menschen auswirkt. Studien belegen, dass der Kontakt zu Tieren Stress reduziert, den Blutdruck senkt und das allgemeine Wohlbefinden steigert.

Schon das Streicheln eines Tieres kann den Cortisolspiegel (Stresshormon) senken und gleichzeitig die

Ausschüttung von Oxytocin fördern – einem Hormon, das für Entspannung und soziale Bindung verantwortlich ist. Menschen, die mit Tieren aufwachsen oder regelmäßig Zeit mit ihnen verbringen, entwickeln oft ein stärkeres Immunsystem und sind emotional ausgeglichener.

Tiere reagieren sensibel auf Stimmungen und helfen, emotionale Blockaden zu lösen. Hunde und Katzen spenden Trost in schwierigen Zeiten, Pferde spiegeln Emotionen und fördern Selbstreflexion, und Vögel erinnern uns daran, die Freiheit des Augenblicks zu genießen.

Tiergestützte Therapie – Wenn Tiere zu Heilern werden

In der modernen Medizin werden Tiere gezielt zur Unterstützung von Heilprozessen eingesetzt. Therapiehunde helfen Menschen mit psychischen und neurologischen Erkrankungen, indem sie emotionale Sicherheit vermitteln. In Pflegeheimen und Krankenhäusern steigern sie das Wohlbefinden von Patienten und fördern soziale Interaktion.

Pferdegestützte Therapie wird erfolgreich bei Autismus, Traumata und körperlichen Einschränkungen eingesetzt. Pferde nehmen Stimmungen besonders feinfühlig wahr und helfen, emotionale Blockaden zu erkennen und abzubauen.

Das Schnurren von Katzen hat nachweislich eine beruhigende Wirkung und kann sogar die Heilung von Knochenbrüchen beschleunigen. Delfintherapie wird bei neurologischen Erkrankungen genutzt, da die speziellen Frequenzen der Delfinlaute eine harmonisierende Wirkung auf das Nervensystem haben sollen.

Tiere als Vorbilder für ein gesundes Leben

Neben ihrer direkten heilenden Wirkung können Tiere uns auch wertvolle Lektionen über ein ausgeglichenes Leben lehren.

Tiere leben im Moment – sie grübeln nicht über die Vergangenheit und sorgen sich nicht um die Zukunft. Diese Fähigkeit zur Achtsamkeit ist eine wichtige Lehre für uns Menschen, die oft von Sorgen und Stress geplagt sind.

Katzen zeigen uns die Bedeutung von Entspannung und Selbstfürsorge. Hunde erinnern uns an die Freude an kleinen Dingen und die Wichtigkeit von Bewegung. Vögel symbolisieren Freiheit und die Notwendigkeit, sich regelmäßig in der Natur aufzuhalten.

Natürliche Heilkräfte der Tierwelt

Tiere besitzen einen instinktiven Zugang zur Heilung. Hunde fressen Gras, wenn sie Magenprobleme haben. Bären verzehren nach dem Winterschlaf gezielt bestimmte Pflanzen zur Entgiftung. Schimpansen nutzen Heilpflanzen mit entzündungshemmenden Eigenschaften, um sich selbst zu behandeln.

Diese natürliche Weisheit erinnert uns daran, dass die besten Heilmittel oft in der Natur zu finden sind – wenn wir lernen, auf unsere eigenen Bedürfnisse zu hören.

Tiere und Emotionen – Heilung auf einer tieferen Ebene

Tiere haben die Fähigkeit, Emotionen in uns hervorzurufen und uns in schwierigen Lebensphasen zu unterstützen. Hunde spenden Trost, Katzen beruhigen mit ihrer ruhigen Ausstrahlung und Pferde spiegeln Emotionen und helfen, innere Spannungen aufzulösen.

Die emotionale Bindung zwischen Mensch und Tier ist besonders für Kinder, ältere Menschen und Menschen mit psychischen Erkrankungen von großer Bedeutung. Kinder mit Tieren entwickeln oft mehr Empathie und Verantwortungsbewusstsein. Senioren bleiben durch Haustiere aktiver und sozial eingebunden. Menschen mit Depressionen erleben durch die Verbindung mit Tieren häufig eine Verbesserung ihres Wohlbefindens.

Mythologie und Spiritualität – Tiere als spirituelle Wegbegleiter

Schon in alten Kulturen wurden Tiere als göttliche Wesen verehrt und mit besonderen Eigenschaften verbunden.

Der Wolf symbolisiert Intuition und Führungskraft. Die Eule steht für Weisheit und innere Erkenntnis. Der Adler verkörpert Freiheit und Weitsicht. Viele Menschen fühlen sich von bestimmten Tieren besonders angezogen – oft, weil sie eine tiefere persönliche Verbindung zu deren Eigenschaften spüren.

Auch in der Traumdeutung und schamanischen Traditionen spielen Tiere eine wichtige Rolle als Seelenführer und Botschafter zwischen den Welten.

Was wir von Tieren lernen können

Tiere lehren uns viele essenzielle Prinzipien für ein gesundes Leben. Sie zeigen uns, wie wichtig Berührung, Intuition, Bewegung und Ruhe für unser Wohlbefinden sind.

Sie erinnern uns daran, auf unseren Körper zu hören, den Moment bewusst zu erleben und uns nicht ständig von äußeren Reizen ablenken zu lassen. Ihr instinktives Verhalten ist ein Vorbild für Natürlichkeit, Ausgeglichenheit und innere Stärke.

Fazit: Die Weisheit der Tiere für unser Leben nutzen

Tiere sind mehr als nur Begleiter – sie sind Heiler, Lehrer und Seelengefährten. Sie helfen uns, Stress zu reduzieren, emotional ausgeglichener zu sein und im Einklang mit der Natur zu leben.

Indem wir von ihnen lernen, können wir viele wertvolle Lektionen für unser eigenes Wohlbefinden mitnehmen. Die Natur hat bereits alle Antworten – wir müssen nur bereit sein, von ihr zu lernen.

Kapitel 10

Die Natur als Apotheke – Heilmittel aus Wald, Wiese und Garten

Seit Jahrtausenden schöpften Menschen ihre Heilmittel direkt aus der Natur. Wälder, Wiesen und Gärten bieten eine Fülle an Pflanzen, Harzen und Mineralstoffen, die bis heute eine tragende Rolle in der Naturheilkunde spielen. Während viele dieser Schätze in Vergessenheit geraten sind, erleben sie heute eine Renaissance.

Die Natur hält eine Vielfalt an Heilmitteln bereit – von Heilpflanzen über Baumharze bis hin zu Wildkräutern und Heilpilzen. Dieses Kapitel beleuchtet die wichtigsten natürlichen Heilmethoden und zeigt, wie sie sicher und wirkungsvoll genutzt werden können.

Heilpflanzen aus der Natur – Schätze vor unserer Haustür

Viele wirksame Heilpflanzen wachsen direkt in unserer Umgebung, oft unbeachtet am Wegesrand oder im eigenen Garten. Sie lassen sich als Tee, Tinktur oder Salbe verarbeiten und bieten natürliche Unterstützung für Körper und Geist.

Spitzwegerich wird traditionell bei Insektenstichen oder kleinen Wunden eingesetzt. Seine entzündungshemmenden Eigenschaften helfen bei Hautirritationen und Atemwegserkrankungen.

Gänseblümchen unterstützen die Hautgesundheit und haben eine entgiftende Wirkung. Sie wurden früher als Frühjahrskur zur Reinigung des Körpers genutzt.

Löwenzahn stärkt die Leber und regt die Verdauung an. Seine Bitterstoffe helfen bei Magenproblemen und fördern die Entgiftung.

Baldrian ist ein bewährtes Mittel gegen Stress und Schlafprobleme. Seine beruhigende Wirkung wird in der Pflanzenheilkunde seit Jahrhunderten geschätzt.

Johanniskraut wird als pflanzliches Mittel gegen leichte Depressionen eingesetzt. Es fördert die Serotoninproduktion und hilft, das emotionale Gleichgewicht zu stabilisieren.

Wie man Heilpflanzen sicher sammelt und nutzt

Das Sammeln von Heilpflanzen erfordert Wissen und Achtsamkeit. Nur Pflanzen sollten geerntet werden, die sicher bestimmt werden können, da viele Heilpflanzen mit giftigen Arten verwechselt werden können. Besonders wichtig ist es, unbelastete Gebiete fernab von Straßen oder Pestizidfeldern zu wählen. Der Erntezeitpunkt entscheidet über die Heilwirkung – manche Pflanzen sollten vor der Blüte, andere nach dem ersten Frost geerntet werden.

Baumheilkunde – Die Kraft von Rinde, Blättern und Harzen

Bäume sind nicht nur Sauerstofflieferanten, sondern auch natürliche Heilmittel. Ihre Rinde, Blätter und Harze enthalten wertvolle Wirkstoffe mit heilender Wirkung.

Die Birke ist bekannt für ihren mineralstoffreichen Saft, der traditionell zur Entgiftung genutzt wird.

Eichenrinde besitzt stark zusammenziehende Eigenschaften und hilft bei Entzündungen der Haut und Schleimhäute.

Die Weide enthält Salicin, die natürliche Vorstufe von Aspirin, und wirkt fiebersenkend sowie entzündungshemmend.

Nadelbäume wie Tanne und Fichte liefern Harze, die antiseptische Eigenschaften besitzen. Sie werden in Salben zur Behandlung von Atemwegserkrankungen genutzt.

Harz als natürliches Heilmittel

Baumharz wird seit Jahrhunderten als Heilmittel verwendet. Kiefernharz kann als natürliches Pflaster auf kleine Wunden aufgetragen werden. Fichtenharz wird in Salben verarbeitet und hilft bei Bronchitis oder Muskelverspannungen. Die antibakterielle Wirkung von Harzen macht sie zu wertvollen Begleitern in der Naturmedizin.

Wildkräuter – Natürliche Heilkraft aus der Wiese

Wildkräuter sind oft nährstoffreicher als kultivierte Pflanzen und besitzen starke Heilkräfte.

Brennnesseln sind reich an Eisen und helfen bei Blutarmut. Sie wirken entwässernd und fördern die Nierengesundheit.

Schafgarbe wird als Tee gegen Magen-Darm-Beschwerden und Menstruationskrämpfe verwendet.

Giersch galt früher als Heilkraut gegen Gicht und Gelenkprobleme.

Vogelmiere hat eine kühlende Wirkung und wird traditionell bei Hautreizungen eingesetzt.

Wie man Wildkräuter richtig verarbeitet

Wildkräuter lassen sich auf verschiedene Weise nutzen. Als Tee entfalten sie ihre heilenden Eigenschaften sanft und sind einfach zuzubereiten. Tinkturen, bei denen Kräuter in Alkohol eingelegt werden, konservieren die Wirkstoffe für längere Zeit. Salben und Ölauszüge helfen bei Hautproblemen und lassen sich mit einfachen Mitteln herstellen.

Heilpilze – Natürliche Medizin aus dem Wald

Heilpilze sind fester Bestandteil traditioneller Medizinsysteme, besonders in Asien, aber auch in Europa wurden sie zur Stärkung der Gesundheit genutzt.

Reishi gilt als „Pilz der Unsterblichkeit" und stärkt das Immunsystem.

Chaga ist eines der stärksten Antioxidantien und wird bei Magen-Darm-Problemen eingesetzt.

Die Schmetterlingstramete wird traditionell zur Stärkung des Immunsystems verwendet und besitzt antivirale Eigenschaften.

Maitake unterstützt den Stoffwechsel und kann helfen, den Blutzuckerspiegel zu regulieren.

Verarbeitung von Heilpilzen

Heilpilze können als Tee zubereitet werden, indem sie über mehrere Stunden gekocht werden, um die wertvollen Inhaltsstoffe freizusetzen. Getrocknete Pilze können zu Pulver verarbeitet und als Nahrungsergänzungsmittel genutzt werden. Alkoholische Tinkturen helfen, fettlösliche Wirkstoffe der Pilze aufzunehmen.

Heilung durch Erde und Ton

Neben Pflanzen und Pilzen bietet auch die Erde selbst wertvolle Heilmittel, die seit Jahrhunderten genutzt werden.

Heilerde bindet Giftstoffe im Magen-Darm-Trakt und wird zur innerlichen Entgiftung eingesetzt.

Lehmwickel entziehen Entzündungen und lindern Schmerzen.

Schlammbäder werden traditionell zur Behandlung von Hautkrankheiten und rheumatischen Beschwerden genutzt.

Fazit: Die Natur als unerschöpfliche Apotheke

Die Natur hält eine Fülle an Heilmitteln bereit, die seit Jahrhunderten genutzt werden. Ob Heilpflanzen, Bäume, Wildkräuter, Heilpilze oder Heilerde – die Kraft der Natur bietet zahlreiche Möglichkeiten zur Förderung der Gesundheit.

Wer sich mit den natürlichen Heilmitteln auseinandersetzt, kann von altem Wissen profitieren und auf sanfte, nachhaltige Weise sein Wohlbefinden stärken. Die Natur gibt uns alles, was wir brauchen – wir müssen nur lernen, sie wieder bewusst zu nutzen.

Kapitel 11

Mondzyklen, Biorhythmus & die natürliche Ordnung der Heilung

Seit Jahrtausenden beobachten Menschen die Rhythmen der Natur und nutzen sie, um Gesundheit und Wohlbefinden zu fördern. Der Mond, die Jahreszeiten und der innere Biorhythmus haben einen tiefen Einfluss auf unseren Körper und unsere Psyche. Während moderne Technologie viele dieser natürlichen Zyklen überdeckt, erkennen immer mehr Menschen, dass die Rückkehr zu diesen Rhythmen entscheidend für Heilungsprozesse ist.

Der Mond beeinflusst nicht nur die Gezeiten, sondern auch biologische Prozesse im menschlichen Körper. Traditionelle Heilkunden orientieren sich seit jeher an den Mondphasen, da bestimmte Prozesse je nach Mondstand begünstigt oder verlangsamt werden. Viele Menschen berichten von Schlafproblemen bei Vollmond. In der Volksmedizin gelten bestimmte Mondphasen als ideal für Fastenkuren, Haut- und Haarpflege oder Heilbehandlungen.

Während des Neumondes beginnt ein neuer Zyklus. Diese Phase eignet sich besonders für Entgiftungskuren und das Loslassen alter Gewohnheiten. Der Körper ist empfänglicher für Reinigungsprozesse, die

Leber arbeitet besonders effizient, und Fasten fällt leichter. Der zunehmende Mond steht für Aufbau und Regeneration. In dieser Phase werden Nährstoffe besser aufgenommen, der Stoffwechsel ist besonders aktiv, und körperliche Stärkung steht im Mittelpunkt. Wer den Körper kräftigen möchte, sollte in dieser Zeit gezielt Vitamine und Mineralstoffe zuführen. Der Vollmond gilt als energetischer Höhepunkt des Zyklus. Emotionen und innere Spannungen sind verstärkt, manche Menschen schlafen unruhiger. In der traditionellen Heilkunst wird diese Phase für Meditationen, Reflexion und spirituelle Reinigung genutzt. Der abnehmende Mond ist die beste Zeit für Reinigung und Ausscheidung. Entzündungen heilen besser, die Haut kann sich regenerieren, und Fastenkuren sind besonders wirkungsvoll. Auch Operationen werden in dieser Phase oft besser vertragen.

Der menschliche Körper folgt festen biologischen Rhythmen, die unsere Hormonproduktion, unseren Stoffwechsel und unsere Energiekapazität steuern. Der zirkadiane Rhythmus bestimmt den 24-Stunden-Zyklus und reguliert den Schlaf-Wach-Rhythmus. Licht beeinflusst ihn maßgeblich, und er steuert Hormone wie Melatonin, die Verdauung und die Körpertemperatur. Der ultradiane Rhythmus umfasst kürzere Zyklen innerhalb eines Tages und beeinflusst unsere Leistungsfähigkeit. Nach etwa 90 Minuten Hochphase folgt eine kurze Erholungsphase. Der infradiane Rhythmus erstreckt sich über längere Zeiträume und umfasst Monatszyklen wie den Menstruationszyklus oder jahreszeitliche Veränderungen im Stoffwechsel. Ein gestörter Biorhythmus durch künstliches Licht, unregelmäßigen Schlaf oder Stress kann zu Schlafproblemen, Verdauungsstörungen und Hormonungleichgewichten führen.

Jede Jahreszeit bringt spezifische Herausforderungen und Heilpotenziale mit sich. Wer diese natürlichen Rhythmen versteht und für seine Gesundheit nutzt, kann den Körper optimal unterstützen.

Im Frühling liegt der Fokus auf Reinigung und Neubeginn. Der Körper stellt sich von der Winterruhe auf Aktivität um, der Stoffwechsel wird angeregt, und Leber sowie Nieren profitieren von entgiftenden Kräutern wie Brennnessel oder Löwenzahn. Der Sommer steht für Energie und Bewegung. Die Sonne fördert die Produktion von Vitamin D, das Immunsystem wird gestärkt, und der Körper braucht frische, leichte Lebensmittel. Der Herbst dient der Stärkung des Immunsystems. Wurzelgemüse, fermentierte Speisen und stärkende Kräuter helfen, den Körper widerstandsfähiger zu machen. Im Winter steht Regeneration im Vordergrund. Der Körper braucht mehr Ruhe, tiefen Schlaf und nährstoffreiche, wärmende Speisen, um gesund durch die kalte Jahreszeit zu kommen.

Die Natur zeigt uns, dass alles einem Rhythmus folgt. Wer sich diesem Zyklus anpasst, bleibt körperlich und geistig im Gleichgewicht.

Es gibt viele Möglichkeiten, die natürlichen Zyklen in den Alltag zu integrieren. Wer morgens Tageslicht tankt, unterstützt seinen zirkadianen Rhythmus und fördert eine stabile Hormonproduktion. Fastenkuren lassen sich besonders gut an den Neumond anpassen, während der zunehmende Mond genutzt werden kann, um den Körper gezielt zu stärken. Eine Ernährung, die sich an den Jahreszeiten orientiert, fördert das Wohlbefinden und unterstützt den Stoffwechsel. Im Winter ist mehr Regeneration erforderlich, während der Sommer für mehr Aktivität genutzt werden kann. Wer seinen Schlafrhythmus stabil hält, indem er regelmäßig zur gleichen Zeit ins Bett geht und künstliches Licht am Abend meidet, schützt seinen Biorhythmus und verbessert langfristig seine Gesundheit.

Der Mensch ist tief mit der Natur verbunden, auch wenn moderne Lebensweisen oft dagegen arbeiten. Mondzyklen, Biorhythmen und jahreszeitliche Zyklen haben direkten Einfluss auf unsere Gesundheit. Wer sich wieder an diesen natürlichen Ordnungen orientiert, kann Heilprozesse unterstützen, Krankheiten vorbeugen und sich insgesamt wohler fühlen.

Unsere Körper sind darauf programmiert, im Rhythmus der Natur zu leben. Indem wir uns diesem natürlichen Fluss wieder annähern, finden wir zu mehr Ausgeglichenheit, Vitalität und Wohlbefinden zurück.

Kapitel 12

Alte Heilmethoden und ihre Wirkweise

Die Menschheit hat im Laufe der Geschichte eine Vielzahl von Heilmethoden entwickelt, die auf der Beobachtung der Natur und den natürlichen Abläufen im Körper basieren. Dieses über Jahrtausende gesammelte Wissen wurde von Generation zu Generation weitergegeben und umfasst Heilpraktiken aus den unterschiedlichsten Kulturen.

Während die moderne Medizin viele dieser traditionellen Techniken verdrängt hat, erleben sie heute in alternativen Heilmethoden und naturheilkundlichen Ansätzen eine Renaissance. Dieses Kapitel betrachtet verschiedene alte Heilmethoden, ihre Wirkungsweise und ihre Bedeutung für die heutige Zeit.

Das Schröpfen ist eine jahrtausendealte Methode, die bereits in Ägypten, China und Griechenland praktiziert wurde. Dabei werden spezielle Schröpfgläser auf bestimmte Körperstellen gesetzt, um ein Vakuum zu erzeugen. Diese Technik soll die Durchblutung fördern, Verspannungen lösen und Giftstoffe aus dem Körper leiten. Beim trockenen Schröpfen wird ein Unterdruck erzeugt, der die Blutzirkulation verbessert. Beim blutigen Schröpfen werden kleine Hautschnitte gesetzt, um "schlechtes" Blut auszuleiten – eine Methode, die in der traditionellen Medizin zur Entgiftung verwendet wurde. Besonders wirksam ist das Schröpfen bei Rückenschmerzen, Migräne und Muskelverspannungen. Moderne Studien bestätigen zunehmend die positiven Effekte dieser alten Technik.

Der Aderlass galt im Mittelalter als eine der wichtigsten Heilmethoden zur Reinigung des Körpers. Die Annahme war, dass viele Krankheiten durch eine Überlastung des Blutes mit schädlichen Substanzen entstehen. Heute wird der Aderlass noch in bestimmten Fällen angewandt, beispielsweise bei Eisenüberschuss, Bluthochdruck oder rheumatischen Beschwerden. Auch in der tibetischen Medizin wird diese Methode weiterhin als Teil eines ganzheitlichen Heilkonzepts betrachtet.

Die Moxibustion ist eine zentrale Technik der Traditionellen Chinesischen Medizin. Dabei wird getrockneter Beifuß über Akupunkturpunkten verbrannt, um den Energiefluss im Körper zu fördern. Diese Methode wird besonders bei Gelenk- und Muskelschmerzen, Verdauungsstörungen und allgemeiner körperlicher Schwäche eingesetzt. Moxibustion erlebt derzeit eine Wiederbelebung, da sie eine natürliche Alternative zu chemischen Medikamenten bietet.

Die Kräuterstempel-Massage ist eine weitere bewährte Wärmetherapie. Hierbei werden Heilkräuter in Tücher gewickelt, erhitzt und auf die Haut gedrückt.

Durch die Kombination aus Wärme, Druck und den Wirkstoffen der Kräuter können Verspannungen gelöst und Schmerzen gelindert werden. Besonders wirksam ist diese Methode bei Rheuma, Muskelkater und Gelenkbeschwerden. In europäischen Klöstern wurden ähnliche Techniken mit heißen Kräuterkompressen genutzt.

Die Reflexzonenmassage basiert auf der Theorie, dass bestimmte Bereiche an Füßen, Händen und Ohren mit inneren Organen in Verbindung stehen. Durch gezielten Druck auf diese Punkte kann der Körper stimuliert und die Durchblutung gefördert werden. Besonders hilfreich ist diese Methode bei Verdauungsproblemen, Kopfschmerzen und Menstruationsbeschwerden. Sie war bereits in der ägyptischen und chinesischen Medizin bekannt und wird heute weltweit als sanfte und effektive Heilmethode eingesetzt.

Die Akupressur folgt demselben Prinzip wie die Akupunktur, kommt jedoch ohne Nadeln aus. Durch gezielten Druck auf bestimmte Punkte entlang der Meridiane wird der Energiefluss reguliert und das körperliche sowie emotionale Gleichgewicht gefördert. Diese Methode hat sich besonders bei Stress, Verspannungen und Schlafproblemen bewährt.

Auch in Europa wurden traditionelle Massagetechniken zur Heilung genutzt. Hildegard von Bingen beschrieb bereits verschiedene Heilmassagen, die mit Kräuterölen wie Johanniskraut durchgeführt wurden. Diese Massagen wurden zur Linderung von Nervenschmerzen, Verspannungen und Entzündungen eingesetzt und sind heute Grundlage vieler moderner physiotherapeutischer Behandlungen.

Bewusstes, tiefes Atmen verbessert die Sauerstoffaufnahme und hilft gegen Stress. Besonders Techniken wie die Feueratmung aus dem Yoga oder die Wechselatmung haben eine beruhigende und heilende Wirkung. Tiefe Atemzüge senken den Blutdruck, fördern die Konzentration und reduzieren Angstgefühle.

Seit Jahrhunderten werden Klänge zur Heilung genutzt. Klösterliche Gesänge dienten der geistigen und seelischen Reinigung, während schamanische Trommeln in Heilritualen eingesetzt wurden. Die Klangschalen-Therapie wird heute gezielt zur Stressbewältigung genutzt. Die harmonischen Schwingungen von Klangschalen oder Gongs können tiefe Entspannungszustände hervorrufen und den Körper in einen Selbstheilungsmodus versetzen.

Die traditionellen Heilmethoden der Menschheit beruhen auf jahrtausendelanger Erfahrung. Viele dieser Techniken sind heute wissenschaftlich bestätigt und erleben eine Renaissance. Schröpfen und Aderlass fördern die Durchblutung und entgiften den Körper. Wärmetherapien wie Moxibustion und Kräuterstempel-Massagen lindern Schmerzen und unterstützen den Heilungsprozess. Massage- und Druckpunkttechniken aktivieren die Selbstheilungskräfte, während Atem- und Klangtherapien Stress abbauen und die emotionale Balance fördern.

Durch die Kombination alter Heilpraktiken mit modernen Erkenntnissen kann eine ganzheitliche Herangehensweise an die Gesundheit entstehen. Wer diese alten Weisheiten nutzt, stärkt nicht nur seinen Körper, sondern auch seine Verbindung zur Natur und zu seinem eigenen Wohlbefinden. Es lohnt sich, dieses Wissen wiederzuentdecken – für ein Leben in Balance und Gesundheit.

Kapitel 13

Omas Hausmittel – Überlieferte Rezepte, die noch immer wirken

In einer Zeit, in der moderne Medikamente und künstliche Präparate unseren Alltag bestimmen, geraten viele altbewährte Hausmittel zunehmend in Vergessenheit. Doch unsere Großmütter und Urgroßmütter wussten bereits, dass die besten Heilmittel oft direkt in der eigenen Küche oder im Garten zu finden sind. Mit einfachen Zutaten wie Honig, Zwiebeln, Essig oder Kräutern wurden Krankheiten behandelt, das Immunsystem gestärkt und Beschwerden gelindert – ganz ohne Nebenwirkungen.

Viele dieser überlieferten Rezepte haben bis heute nichts von ihrer Wirksamkeit verloren. Sie beruhen auf jahrhundertelangem Wissen, das von Generation zu Generation weitergegeben wurde. In diesem Kapitel werden die bewährtesten Hausmittel vorgestellt, die bei typischen Alltagsbeschwerden helfen können.

Natürliche Heilmittel gegen Erkältungen und Grippe

Die kalte Jahreszeit bringt häufig Erkältungen, Husten und Halsschmerzen mit sich. Während heute schnell zu Medikamenten gegriffen wird, hatten frühere Generationen einfache, aber wirkungsvolle Lösungen, um sich selbst zu kurieren.

Ein altbewährtes Mittel gegen Husten und Halsschmerzen ist der selbst gemachte Zwiebelsirup. Zwiebeln enthalten Schwefelverbindungen, die entzündungshemmend wirken und Schleim lösen. Honig verstärkt die antibakterielle Wirkung und beruhigt gereizte Schleimhäute. Dazu wird eine große Zwiebel in kleine Würfel geschnitten und mit Honig in einem Schraubglas über mehrere Stunden ziehen gelassen. Der entstehende Sirup kann mehrmals täglich eingenommen werden und lindert Husten sowie Halsschmerzen auf natürliche Weise.

Ein weiteres klassisches Hausmittel ist die heiße Zitrone mit Honig. Der Saft einer halben Zitrone wird in warmes, aber nicht kochendes Wasser gegeben und mit Honig gesüßt. Diese Mischung liefert eine Extraportion Vitamin C, unterstützt das Immunsystem und wirkt antibakteriell.

Oft empfohlen wurde auch der Kartoffelwickel gegen Halsschmerzen. Dafür werden gekochte Kartoffeln zerstampft, in ein Tuch gewickelt und auf den Hals gelegt. Die Wärme regt die Durchblutung an und hilft, Entzündungen zu lindern.

Hausmittel für Magen-Darm-Beschwerden

Verdauungsprobleme, Magenschmerzen oder Blähungen waren schon immer verbreitet. Unsere Vorfahren nutzten einfache, aber wirksame Mittel aus der Natur, um den Magen zu beruhigen.

Ein bewährter Tee bei Blähungen ist die Mischung aus Fenchel, Anis und Kümmel. Diese drei Kräuter haben verdauungsfördernde Eigenschaften und entspannen den Magen-Darm-Trakt. Dafür werden je ein Teelöffel Fenchel-, Anis- und Kümmelsamen mit heißem Wasser übergossen und zehn Minuten ziehen gelassen.

Auch Apfelessig hat sich als Mittel gegen Sodbrennen bewährt. Obwohl er säuerlich schmeckt, reguliert er den Säure-Basen-Haushalt im Magen. Ein Esslöffel Apfelessig in lauwarmem Wasser vor dem Essen kann helfen, Magensäure zu neutralisieren und Verdauungsprobleme zu lindern.

Natürliche Hausmittel für Haut und Wunden

Nicht nur innerlich, sondern auch äußerlich lassen sich viele natürliche Heilmittel einsetzen. Honig ist eines der ältesten Wundheilmittel, da er antibakteriell wirkt und die Heilung von kleinen Schnitten und Schürfwunden unterstützt. Eine dünne Schicht Honig auf die betroffene Stelle aufgetragen und mit einem sauberen Verband abgedeckt, kann Entzündungen vorbeugen und die Heilung beschleunigen.

Bei Sonnenbrand ist Aloe Vera ein bewährtes Mittel. Das frische Gel der Pflanze wird direkt auf die verbrannte Haut aufgetragen, um sie zu kühlen, zu beruhigen und mit Feuchtigkeit zu versorgen.

Hausmittel zur Beruhigung und für besseren Schlaf

Viele traditionelle Heilmittel helfen nicht nur bei Krankheiten, sondern auch bei Stress und Schlafproblemen. Baldrian ist ein altbewährtes Mittel gegen Schlafstörungen. Ein Tee aus Baldrianwurzel, zehn Minuten gezogen und vor dem Schlafengehen getrunken, fördert die Entspannung und erleichtert das Einschlafen.

Lavendel wird ebenfalls seit Jahrhunderten für seine beruhigende Wirkung geschätzt. Getrocknete Lavendelblüten in ein kleines Stoffsäckchen gefüllt und neben das Kopfkissen gelegt, helfen, die Nerven zu beruhigen und einen erholsamen Schlaf zu fördern.

Fazit: Traditionelles Wissen für moderne Zeiten

Omas Hausmittel sind mehr als nur nostalgische Erinnerungen – sie sind bewährte Heilmethoden, die auch heute noch eine wertvolle Alternative zu chemischen Medikamenten bieten. Die verwendeten Zutaten stammen aus der Natur, sind frei von künstlichen Zusätzen und haben keine Nebenwirkungen. Viele dieser Mittel lassen sich mit wenigen Zutaten schnell und einfach herstellen, was sie besonders praktisch macht.

Dieses alte Wissen zu bewahren und in den Alltag zu integrieren, bedeutet, das Beste aus der Natur zu nutzen – so, wie es schon unsere Großmütter taten. Oft sind die einfachsten Mittel die wirkungsvollsten, und wer sich darauf besinnt, entdeckt eine Welt natürlicher Heilmethoden, die ebenso wirksam wie nachhaltig sind.

Kapitel 14

Die Weisheit des Körpers – Psychosomatik und Heilung durch innere Balance

Gesundheit ist weit mehr als die bloße Abwesenheit von Krankheit. In alten Heiltraditionen galt der Mensch stets als eine Einheit aus Körper, Geist und Seele, deren Balance für das Wohlbefinden entscheidend ist. Heute wird zunehmend anerkannt, dass Emotionen, Gedanken und körperliche Prozesse in einem engen Wechselspiel stehen. Stress, Ängste und unterdrückte Gefühle können den Körper krank machen, während innere Ruhe und positive Gedanken Heilungsprozesse fördern.

Während die moderne Medizin oft Symptome isoliert betrachtet, bezogen traditionelle Heilmethoden den seelischen Zustand in die Diagnose und Behandlung mit ein. In der Traditionellen Chinesischen Medizin wird jede Emotion einem Organ zugeordnet. Wut kann die Leber belasten, Angst schwächt die Nieren, und übermäßiges Grübeln kann den Magen-Darm-Trakt stören. Im Ayurveda wird betont, dass Disharmonien im Geist den Körper aus dem Gleichgewicht bringen und Krankheiten entstehen lassen können. Auch europäische Naturheilkundler wie Hildegard von

Bingen sahen einen engen Zusammenhang zwischen Emotionen und körperlicher Gesundheit.

Jede Emotion hinterlässt Spuren im Körper. Chronischer Stress, Ängste oder unterdrückte Gefühle können Krankheiten begünstigen, während Freude, Entspannung und positive Gedanken die Selbstheilungskräfte aktivieren. Der Körper reagiert auf seelische Belastungen oft mit Verspannungen, Verdauungsproblemen, Kopfschmerzen oder Schlafstörungen. In der modernen Medizin spricht man von Psychosomatik – also von körperlichen Beschwerden, die durch emotionale oder mentale Ursachen ausgelöst werden. Dauerhafte Belastung aktiviert das Stresshormon Cortisol, das in hoher Konzentration das Immunsystem schwächen, Entzündungen begünstigen und Heilungsprozesse verlangsamen kann.

Viele alte Kulturen entwickelten Heilmethoden, um Körper und Geist in Einklang zu bringen. Atemtechniken aus dem Yoga oder Qi Gong helfen, den Geist zu beruhigen und Stresshormone zu reduzieren. Die tiefe Bauchatmung kann nachweislich den Blutdruck senken und innere Anspannung lösen. Meditation und Achtsamkeitsübungen fördern Entspannung und helfen, sich von belastenden Gedanken zu lösen. Heilrituale und Gebete wurden genutzt, um emotionale Blockaden zu lösen und das Vertrauen in den eigenen Heilungsprozess zu stärken. Schwitzhütten und Reinigungszeremonien dienten nicht nur der körperlichen Entgiftung, sondern auch der seelischen Reinigung von Sorgen und Ängsten. Klangheilung mit Gesängen, Mantras oder Klangschalen kann das Nervensystem beruhigen und emotionale Spannungen lösen.

Unterdrückte Emotionen können zu körperlichen Beschwerden führen. Trauer, Wut oder Angst, die nicht verarbeitet werden, äußern sich oft in Form von Verspannungen, chronischen Schmerzen oder Magen-Darm-Problemen. In vielen traditionellen Kulturen wurden daher gezielt Methoden entwickelt, um Emotionen zu lösen. Schreiben als Therapie hilft, Emotionen zu verarbeiten und Gedanken zu ordnen. Bewegung und Tanz dienen in vielen Heiltraditionen dazu, seelische Spannungen zu lösen und den Energiefluss im Körper wiederherzustellen. Weinen als Reinigung wurde bewusst zugelassen, anstatt es zu unterdrücken, da es als natürliche Form der emotionalen Entladung angesehen wurde.

Der Mensch ist ein soziales Wesen. Einsamkeit und soziale Isolation sind heute bekannte Risikofaktoren für viele Krankheiten. Studien zeigen, dass Menschen mit starken sozialen Bindungen eine höhere Lebenserwartung haben und besser mit Belastungen umgehen können. Gemeinsames Lachen stärkt das Immunsystem und kann sogar Schmerzen lindern. Tiere als emotionale Begleiter helfen, Stress abzubauen und Trost zu spenden. Gemeinschaftsrituale wie gemeinsames Singen, Kochen oder Meditieren fördern das Gefühl von Zugehörigkeit und seelischer Stabilität.

Der Placebo-Effekt zeigt eindrucksvoll, wie sehr unsere Gedanken die körperliche Realität beeinflussen können. Menschen, die fest an ihre Heilung glauben, zeigen häufig bessere Genesungsverläufe. In traditionellen Kulturen wurde dieses Wissen bewusst genutzt, indem Rituale, Heilgesänge oder symbolische Handlungen das Vertrauen in den Heilungsprozess stärkten. Auch moderne Forschungen belegen, dass positives Denken und eine optimistische Lebenseinstellung die Genesung fördern können. Wer sich bewusst auf Heilung einstellt, kann damit aktiv zur eigenen Gesundheit beitragen.

Die alte Weisheit, dass Körper und Geist untrennbar miteinander verbunden sind, hat auch in der modernen Wissenschaft ihre Bestätigung gefunden. Emotionale Stabilität, Stressbewältigung und mentale Ausgeglichenheit sind essenzielle Bestandteile eines gesunden Lebens. Traditionelle Heilmethoden haben schon immer berücksichtigt, dass der Mensch nicht nur ein biologischer Organismus, sondern auch ein emotionales und spirituelles Wesen ist. Die Rückkehr zu diesen Erkenntnissen kann uns helfen, ganzheitlich zu heilen – nicht nur mit Medikamenten, sondern auch mit der Kraft unseres eigenen Geistes.

Kapitel 15

Die Zukunft des alten Wissens – Wie traditionelle Heilmethoden überleben können

Traditionelle Heilmethoden haben über Jahrtausende hinweg Generationen begleitet und ihre Wirksamkeit bewiesen. Doch in der modernen Welt geraten viele dieser wertvollen Praktiken in Vergessenheit. Wissenschaft, Technologie und die Pharmaindustrie haben die Schulmedizin in den Vordergrund gerückt, während überliefertes Wissen als veraltet oder unwissenschaftlich abgetan wird. Dennoch wächst in unserer Gesellschaft das Bedürfnis nach ganzheitlichen Heilmethoden, die nicht nur Symptome behandeln, sondern auch die Ursachen von Krankheiten berücksichtigen. Die Rückkehr zu Heilpflanzen, Fastenkuren, Energiearbeit und traditionellen Therapien zeigt, dass das alte Wissen noch lange nicht verloren ist.

Trotz ihrer langen Geschichte stehen viele traditionelle Heilmethoden unter Druck. Die moderne Schulmedizin hat große Fortschritte gemacht und Krankheiten besiegt, die früher tödlich waren. In vielen Ländern gelten alternative Heilmethoden dennoch als unbewiesen und werden nicht in das medizinische System integriert. Gleichzeitig geht überliefertes Wissen zunehmend verloren, da es oft mündlich weitergegeben wurde und mit älteren Generationen verschwindet. Hinzu kommt, dass in einigen Kulturen indigene Heilpraktiken durch kulturelle Unterdrückung und gesetzliche Einschränkungen bedroht sind. Auch der wissenschaftliche Skeptizismus stellt eine Hürde dar, da großangelegte Studien zu vielen traditionellen Methoden fehlen und die Forschung sich vorrangig auf chemisch-synthetische Medikamente konzentriert.

Damit alte Heilweisen eine Zukunft haben, müssen sie sich weiterentwickeln und in bestehende Strukturen integriert werden. Ein wichtiger Schritt ist die wissenschaftliche Erforschung ihrer Wirkungsweisen. Immer mehr Studien belegen inzwischen die Wirksamkeit von Heilpflanzen, etwa die entzündungshemmenden Eigenschaften von Kurkuma oder die beruhigende Wirkung von Baldrian. Akupunktur, Osteopathie und pflanzliche Medizin sind in einigen Ländern bereits in das medizinische System integriert. Die Kombination von moderner Diagnostik mit traditionellen Heilmethoden könnte langfristig ein Weg sein, um Krankheiten ganzheitlich zu behandeln und beide Ansätze sinnvoll miteinander zu verknüpfen.

Das Bewahren und Weitergeben des alten Wissens ist essenziell. Es bedarf einer umfassenden Dokumentation traditioneller Heilmethoden in Form von Büchern, Online-Plattformen und Datenbanken. Heilpraktiker, Kräuterkundige und Therapeuten sollten verstärkt darauf achten, ihr Wissen an neue Generationen weiterzugeben, sei es durch Schulungen oder gezielte Ausbildungsmöglichkeiten. Eine Integration dieser Inhalte in Schulen und Universitäten könnte ebenfalls dazu beitragen, dass das Wissen nicht in Vergessenheit gerät.

Moderne Technologien eröffnen neue Möglichkeiten für den Erhalt und die Weitergabe traditionellen Heilwissens. Digitale Archive könnten Heilmittel, Anwendungsmethoden und überlieferte Rezepturen für ein breites Publikum zugänglich machen. Spezialisierte Apps für Heilkräuter oder alternative Medizin könnten helfen, natürliche Heilmethoden gezielt einzusetzen. Künstliche Intelligenz könnte dazu genutzt werden, individuelle Diagnosen mit traditionellen Heilweisen zu kombinieren und so maßgeschneiderte Behandlungskonzepte zu entwickeln.

Auch gesetzliche Rahmenbedingungen müssen angepasst werden, um traditionelle Heilmethoden zu schützen und ihre Anwendung zu erleichtern. In vielen Ländern sind indigene Heilpraktiken durch Patentrechte und wirtschaftliche Interessen gefährdet. Ein besserer Schutz dieser Traditionen könnte dazu beitragen, das Wissen ihrer Praktizierenden zu bewahren. Gleichzeitig sollte die Zulassung pflanzlicher Heilmittel erleichtert werden, sodass natürliche Alternativen legal und sicher verwendet werden können.

Für den Fortbestand alter Heilmethoden ist es entscheidend, dass sie alltagstauglich bleiben und aktiv genutzt werden. Dies kann durch einfache Gewohnheiten wie den regelmäßigen Einsatz von Heilkräutern, das bewusste Einbauen von Fastenkuren in den Jahresrhythmus und eine Rückkehr zu natürlicher Ernährung geschehen. Auch der bewusste Umgang mit natürlichen Rhythmen, etwa durch Anpassung des Lebensstils an die Mondzyklen oder Jahreszeiten, kann das Wohlbefinden fördern. Bewegungstherapien wie Yoga, Qi Gong oder Tai Chi bieten zudem eine Möglichkeit, alte Heilweisen in einen modernen Lebensstil zu integrieren.

Bestimmte traditionelle Heilmethoden erleben bereits heute eine Renaissance. Die Pflanzenheilkunde ist eines der vielversprechendsten Gebiete, da ihre Wirksamkeit zunehmend durch wissenschaftliche Studien bestätigt wird. Fasten und Entgiftung werden in modernen Gesundheitsprogrammen immer häufiger genutzt. Bewegungstherapien sind fester Bestandteil vieler Reha-Konzepte und auch Energieheilmethoden wie Reiki oder Akupunktur finden verstärkt Anwendung. Naturbasierte Medizinansätze, darunter Moorbäder, Kneipp-Therapien oder Waldbaden, gewinnen ebenfalls an Popularität.

Traditionelle Heilmethoden haben trotz der Fortschritte der modernen Medizin eine wichtige Rolle für die Zukunft der Gesundheit. Sie bieten einen ganzheitlichen Ansatz, der Körper, Geist und Seele gleichermaßen berücksichtigt. Die Herausforderung besteht darin, dieses alte Wissen nicht nur zu bewahren, sondern auch mit modernen Erkenntnissen zu verbinden. Durch wissenschaftliche Forschung, Digitalisierung, gesetzliche Anerkennung und Integration in den Alltag können traditionelle Heilmethoden nicht nur überleben, sondern sich weiterentwickeln.

Das Wissen unserer Vorfahren ist ein wertvoller Schatz. Es liegt an uns, es zu bewahren, weiterzugeben und verantwortungsvoll zu nutzen. Indem wir das Beste aus beiden Welten verbinden, können wir eine Zukunft gestalten, in der alte Heilmethoden weiterhin eine bedeutende Rolle spielen.

Nachwort

Die Reise durch die vergessene Weisheit der Natur führt uns zu einer tiefen Erkenntnis: Gesundheit ist kein isolierter Zustand, den wir durch Medikamente oder einzelne Maßnahmen erzwingen können. Sie ist das Ergebnis eines Lebens im Einklang mit der Natur, mit unserem Körper und mit den Rhythmen, die uns umgeben.

Die alten Heilmethoden, die in diesem Buch beschrieben wurden, sind mehr als bloße Überbleibsel einer vergangenen Zeit. Sie sind zeitlose Werkzeuge, die uns helfen können, wieder mehr Verantwortung für unsere eigene Gesundheit zu übernehmen. Sie erinnern uns daran, dass Heilung oft im Einfachen liegt – in der Kraft der Pflanzen, der Reinheit von Wasser, der Energie der Sonne und der regenerierenden Wirkung von Ruhe und Bewegung.

Doch dieses Wissen bleibt wertlos, wenn es nicht angewandt wird. Wir können noch so viele Bücher lesen, noch so viele Erkenntnisse gewinnen – echte Veränderung geschieht erst dann, wenn wir das Gelernte in unser tägliches Leben integrieren. Vielleicht bedeutet das, bewusster auf unsere Ernährung zu achten. Vielleicht ist es ein Spaziergang im Wald, barfuß über feuchte Erde. Vielleicht ist es das Vertrauen in die Kraft der Selbstheilung, das Wissen, dass unser Körper oft mehr kann, als wir ihm zutrauen.

Was auch immer du aus diesem Buch mitnimmst – möge es dich dazu inspirieren, die Natur wieder als Teil deines Lebens zu begreifen. Nicht als etwas, das getrennt von uns existiert, sondern als einen lebendigen, heilenden Organismus, in dem auch wir eingebettet sind.

Die Natur ist geduldig. Sie wartet darauf, dass wir uns wieder mit ihr verbinden. Dass wir aufhören, gegen sie zu kämpfen, und beginnen, mit ihr zu arbeiten. Und sie wird es uns danken – mit Gesundheit, Vitalität und einem tieferen Verständnis dafür, was es bedeutet, wirklich lebendig zu sein.

Die vergessene Weisheit der Natur lebt weiter. In jedem von uns, der sie wieder entdeckt.

Danksagung

Mein tiefster Dank gilt **Marion Tründelberg**, meiner Schamanin, die mich auf dem Weg der Kräuter begleitet hat.

Ihre Weisheit, ihr tiefes Wissen über die Heilkräfte der Natur und ihre unermüdliche Bereitschaft, dieses Wissen zu teilen, haben meine Sicht auf die Pflanzenwelt und ihre verborgenen Kräfte nachhaltig geprägt. Sie hat mich gelehrt, nicht nur mit den Augen, sondern mit dem Herzen zu sehen – und zu verstehen, dass wahre Heilung oft dort beginnt, wo wir uns wieder mit der Natur verbinden.

Ohne ihre Inspiration und ihre Begleitung wäre dieses Buch nicht dasselbe.

Danke, Marion, für deine Wegweisung, deine Geduld und deine tiefe Verbundenheit mit der alten Weisheit der Natur.

Mara